Makro- und mikroskopische Diagnostik

der

Menschlichen Exkremente.

Von

M. L. Q. van Ledden Hulsebosch.

Mit 255 naturgetreuen Abbildungen auf 43 Tafeln in Lichtdruck.

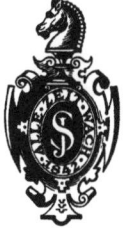

Berlin.
Verlag von Julius Springer.
1899.

ISBN-13: 978-3-642-47226-8   e-ISBN-13: 978-3-642-47594-8
DOI: 10.1007/978-3-642-47594-8

Buchdruckerei von Gustav Schade (Otto Francke) in Berlin N.
Softcover reprint of the hardcover 1st edition 1899

Dem Begründer der Mykologie in den Niederlanden,

Herrn

Professor Dr. C. A. J. A. Oudemans,

meinem vormaligen Lehrer,

in Verehrung gewidmet.

Vorwort.

Dieses Werkchen verdankt seine Entstehung der Nothwendigkeit.

Der Mangel an einer zuverlässigen Arbeit, die als Leitfaden bei der makro- und mikroskopischen Diagnostik der Exkremente des Menschen dienen könnte — eine Untersuchung, mit der ich fortwährend von dem Gerichte und den Aerzten beauftragt werde — erregte in mir das Bedürfniss, meine Wahrnehmungen zu notiren und die zahlreichen makro- und mikroskopischen Objekte meiner Sammlung zu ordnen.

Bei dieser Arbeit drängte sich mir beredt die Frage auf, ob es nicht auch nützlich sein würde, meine Notizen zu veröffentlichen und dieselben so zu ordnen, dass zugleich der Anfang einer Gruppeneintheilung der verschiedenen Nahrungsmittel gemacht würde, um hierdurch dem Laien auch eine vergleichende Uebersicht in Bezug auf den Nährwerth der einzelnen Objekte an die Hand zu geben.

So reich an guten Büchern über Nahrungs- und Genussmittel die Literatur sein mag, hinsichtlich des Zustandes, worin dieselben in den Exkrementen wiedergefunden werden, ist unser Wissen noch nicht beträchtlich gefördert. Die diesen Gegenstand behandelnden Arbeiten enthalten meist nur unvollständige und unzuverlässige Angaben, welche sich wiederum nur auf einzelne wenige Nahrungsmittel beziehen, ohne dass dabei die Erkennung derselben aus einem mikroskopischen Bild Erwähnung gefunden hätte.

Es ist unleugbar viel Uebung und mikroskopische Kenntniss erforderlich, um mit Bestimmtheit sagen zu können, zu welchem Ganzen die Bruchstücke gehören, die man bei einer solchen Untersuchung vor Augen bekommt. Diese Kenntniss wird einzig und allein durch systematisch fortgesetzte Analysen und längeres Studium der anatomischen Botanik erworben.

Denjenigen, denen Lust, Zeit oder Gelegenheit fehlt, sich diese Kunst des Sehens hinreichend anzueignen, hoffe ich eine werthvolle Unterstützung zu bieten, indem ich die in diesem Büchlein behandelten Objekte, d. h. die unterscheidenden Merkmale, ad oculos demonstrire und mit naturgetreuen, durch die Photographie meiner mikroskopischen

Präparate erhaltenen Abbildungen dasjenige ergänze, was dem kurzen Texte an Deutlichkeit abgehen könnte.

Für die systematische Bearbeitung meines Gegenstandes war es geboten, die Nahrungsmittel entweder nach ihrer Beschaffenheit oder nach dem davon gemachten Gebrauch in Gruppen einzutheilen. In zweifelhaften Fällen bin ich rein praktischen Erwägungen bei der Eintheilung gefolgt. So sind z. B. nicht alle Früchte in die betreffende Gruppe gebracht worden, man findet vielmehr Gurken, Erbsenschoten und Schnittbohnen unter den „Nicht nährenden Gemüsen", während umgekehrt Aepfel und Birnen, welche auch wohl als Gemüse genossen werden, unter „Früchten" aufgeführt werden. Kartoffeln und Kastanien sind ungeachtet ihres hohen Stärkemehlgehalts nicht bei „Mehlspeisen", sondern erstere unter „Nährenden Gemüsen", letztere bei „Naschwerk" untergebracht.

Als zweckentsprechendste Vergrösserung der mikroskopischen Gegenstände bei der Photographirung wurde eine 105fache gewählt. In einigen Fällen, wo ich eine 435fache Vergrösserung benutzte, habe ich dieses im Text erwähnt.

Für eine richtige Beurtheilung der Abbildungen sei die Betrachtung mittels der Lupe empfohlen. Manche Einzelheiten werden bei schwacher Vergrösserung deutlicher sichtbar: ein Vorzug der Photographie im Vergleich mit Zeichnungen.

Es ist, wie ich schon erwähnt habe, keineswegs meine Absicht gewesen, ein Buch über Pflanzenanatomie zu schreiben; ich habe nur angeben wollen, an welchen Zeichen die gewöhnlichen Nahrungs- und Genussmittel in den Exkrementen zu erkennen sind und mit meiner weder ganz vollständigen noch vollkommenen Zusammenstellung die Anregung zur weiteren Bearbeitung eines neuen, bisher brach liegenden Feldes geben wollen. Ich hoffe, dass hierdurch aus einem zum Theil noch unverstandenen, verworrenen Gemenge, einem wahren Chaos, einst Kosmos geboren werde.

Zum Schluss bleibt mir noch die angenehme Pflicht, dem Photographen, Herrn M. H. Laddé, für die mir bei meinen Arbeiten unermüdlich geleisteten Dienste besonders zu danken. Auch verfehle ich nicht, in ähnlichem Sinne meines Sohnes hierbei zu gedenken.

Möge meine Arbeit einigen Nutzen stiften und diesem Erstling eine wohlwollende Aufnahme zu Theil werden.

Amsterdam, im Januar 1899.

M. L. Q. van Ledden Hulsebosch.

Inhalt.

Einleitung . . . . Seite 1

	Seite		Seite
Geschichtliches	3	**Die Exkremente.**	
		Allgemeine Eigenschaften. Behandlung	7
		Die Speisereste . . .	17

A. Die thierischen Nahrungs- und Genussmittel.

	Seite		Seite
I. Fleisch	22	III. Fische	24
II. Geflügel	23	IV. Schalthiere	26

B. Die pflanzlichen Nahrungs- und Genussmittel.

	Seite		Seite
I. Gemüse	27	20. Savoyerkohl	44
a) Nährende Gemüse	29	21. Schnittbohnen	45
1. Bohnen	30	22. Schwarzwurz	45
2. Buffbohnen	31	23. Spargeln	46
3. Erbsen	31	24. Spinat	46
4. Gartenerbsen	31	25. Stachelbeeren	46
5. Kartoffeln	32	26. Steckrübenstengel	47
6. Möhren	33	27. Weisse Rüben	47
7. Runkelrüben	33	28. Winterspinat	48
b) Nicht nährende Gemüse . .	34	c) Aromatische Gemüse	48
1. Blumenkohl	36	1. Beifuss	49
2. Brütkastensalat	36	2. Bimbernell	50
3. Cichorie	36	3. Bohnenkraut	50
4. Endivie	37	4. Brennnesselblätter	50
5. Erbsenschoten	38	5. Kerbel	51
6. Feldsalat	39	6. Lauch	51
7. Gartensauerampfer	39	7. Petersilie	52
8. Grünkohl	39	8. Radieschen	52
9. Gurken	40	9. Schalotten	52
10. Kettensalat	40	10. Sellerie	53
11. Kohlrüben	41	11. Zwiebeln	53
12. Kopfsalat	41	Anhang	54
13. Oliven	42	1. Champignons	55
14. Portulak	42	2. Trüffeln	55
15. Rhabarber	42	II. Früchte	55
16. Rosenkohl	43	1. Aepfel	57
17. Rothkraut	43	2. Ananasse	58
18. Salatbohnen	43	3. Apfelsinen	59
19. Sauerkraut	44		

	Seite		Seite
4. Aprikosen	60	4. Reis	78
5. Bananen	60	5. Roggenbrot	78
6. Birnen	61	6. Weizenbrot	79
7. Datteln	61	**V. Spezereien**	80
8. Erdbeeren	62		
9. Feigen	62	1. Anis	80
10. Hagebutten	63	2. Fenchel	81
11. Heidelbeeren	63	3. Gewürznelken	82
12. Himbeeren	64	4. Muskatnuss	82
13. Johannisbeeren	64	5. Mutterkümmel	82
14. Kirschen	65	6. Orangeschalen	83
15. Korinthen	66	7. Paprika	83
16. Liebesäpfel	66	8. Pfeffer	84
17. Maulbeeren	66	9. Piment	84
18. Melonen	67	10. Senf	85
19. Pfirsiche	67	11. Succade	85
20. Pflaumen	68	**VI. Eingemachtes**	86
21. Preisselbeeren	68		
22. Rosinen	69	1. Blumenkohl	87
23. Stachelbeeren	69	2. Capsicumfrüchte	87
24. Trauben	70	3. Gartenerbsen	87
III. Naschwerk	70	4. Gurken	87
1. Cocosnuss	71	5. Kappern	87
2. Erdnüsse	71	6. Maiskolben	88
3. Haselnüsse	72	7. Melonen	88
4. Ingwer	72	8. Möhren	88
5. Kastanien	73	9. Oliven	88
6. Mandeln	73	10. Runkelrüben	88
7. Wallnüsse	74	11. Salatbohnen	88
IV. Mehlspeisen	74	12. Sauergurken	88
1. Buchweizengrütze	76	13. Schalotten	89
2. Grütze	77	14. Spargeln	89
3. Hafermalz	77	15. Zwetschen	89
		16. Zwiebeln	89

C. Fremdkörper 90

Einleitung.

Was sind Exkremente? Was Faeces?

Ueber die Etymologie des Wortes Excrementum lässt sich Folgendes sagen. Excrementum ist eine Zusammensetzung aus *ex* und dem Stamme des Verbums *cerno*, unterscheiden (entsprechend dem griechischen κρίνω), welches später die Bedeutung **sehen** erhielt. Der Ausdruck für sehen sollte eigentlich *cernere oculis* sein; letzteres Wort wurde jedoch verschwiegen.

Man findet den Stamm *cer*, durch Metathesis *cre*, wieder in *cribrum*, Sieb, ein Gegenstand zum Ausscheiden; daraus geht die Bedeutung **ausscheiden** und schliesslich **Unbrauchbares ausscheiden** hervor.

Demgemäss spricht Plinius in seiner Naturae historia, Liber XI, 26, von *Excrementum corporis*, was dort sowohl Speichel als Koth bedeutet. Derselbe Schriftsteller gebraucht den Ausdruck *reddere excrementa*, wo von „sich brechen" die Rede ist.

Faex (Plural faeces) bedeutete ursprünglich **Bodensatz**, namentlich vom Wein. In diesem Sinne sagt Horaz (geb. 65 v. Chr.) in seiner Satire II, 4, 55: „*Falerna faece miscet vina*", er mischt seine Weine (die offenbar nicht von den besten waren) mit den Trebern des Falerner Weines, um dieselben besser zu machen[1]).

Ovidius (geb. 43 v. Chr.) gebraucht das Wort schon in allgemeinem Sinne. In seinen Metamorphosen spricht er von dem *aether nihil terrenae faeces habens*, d. h. der dünnen, nicht mit irdischen Verunreinigungen gemischten oberen Luftschicht (in der reinen Oberluft — so glaubte man — lebten die Götter).

Weiter dient das Wort wie Hefe zur Bezeichnung des Pöbels und finden wir bei Cicero (geb. 106 v. Chr.) *faex populi* und *faex urbis*. Ein *dies sine faece* ist ein heller Tag.

Eine bessere Bezeichnung für Exkrement ist **Stercus**, welches nicht nur ausdrückt, was man unter Dünger zu verstehen pflegt, sondern zugleich, dass die Auswürfe von Mensch und Thier den Hauptbestandtheil bilden. Demgemäss nannte man *porta stercoraria* ein Thor in Rom hinter dem Vestalischen Tempel, in dessen Nähe man den Kehricht aus dem Tempel der

---

[1]) Der echte Falerner Wein war berühmt. Falerna liegt im nördlichen Italien, in der Nähe des Volturno.

Vesta jährlich am 15. Juni niederwarf. Der Ort wurde durch ein Thor abgeschlossen.

Wenn nun auch weder das Wort Exkrement, noch die Bezeichnung Faeces genau wiedergeben, was wir unter dem weniger gebräuchlichen Ausdruck Stercus zu verstehen pflegen, wollen wir doch jene zwei Wörter beibehalten, weil sie im Laufe der Zeit allmählich Bürgerrecht bekommen haben.

Die genaue Kenntniss von der Art und Beschaffenheit der Speisereste in den Exkrementen ist für die Wissenschaft in verschiedener Hinsicht von grosser Bedeutung. Lehrt sie uns doch, wie kräftig die Wirkung der Verdauungssäfte auf die Speisen ist, und wie viel Nährstoffe in der nicht ausgenutzten Nahrung sich dem Einfluss derselben entzogen haben.

Der Arzt, der dem Kranken Diätveränderung verordnete, wird, falls letzterer die Vorschrift genau befolgt, aus der Untersuchung der Exkremente am besten den Erfolg ableiten können.

Aus dem feinen oder weniger feinen Zustand der Speisereste wird er erkennen können, ob die Speisen feingemahlen in den Magen gelangten, oder ob entweder ein schlechtes Gebiss — und in diesem Falle die schlechte Handhabung von Messer und Gabel — oder aber zu gierig bezw. zu heiss Essen die Ursache gewesen, dass dies nicht geschah. Ebenso wird er aus dieser einfachen Prüfung schon erfahren können, ob der Patient (oder die Patientin!) Verbotenes genossen oder simulirt hat.

Störungen in der Verdauung, durch Darmparasiten verursacht; Vergiftungssymptome als Folge des Genusses giftiger Kräuter, Früchte oder Samen; die Ursache eines Darmkatarrhs nach dem Genusse von Gemüsen, welche durch Kupfersalze grüngefärbt waren — alles dies wird durch die Untersuchung der Exkremente erklärt und sichtbar gemacht.

Prof. Nothnagel[1]) sagt: „Die Untersuchung der Darmdejektionen hat für die Pathologie und Diagnostik der Darmkrankheiten eine noch viel grössere Wichtigkeit als diejenige der Sputa für die Erkrankungen des Respirationsapparates. Es muss deshalb mit aller Entschiedenheit hervorgehoben werden, dass die sorgfältige makro- und mikroskopische Prüfung der Dejektionen einen regelmässigen Bestandtheil der Untersuchung bei Darmleiden bilden müsse."

Für die Entdeckung eines Verbrechers und als Beweismaterial seiner Identität kann die makro- und mikroskopische Untersuchung der Dejektionen, die an Ort und Stelle des Verbrechens zuweilen hinterlassen werden, sowie die des ersten Stuhles im Gefängniss, nicht unerhebliche Andeutungen geben.

Welcher hohe Werth einer solchen Untersuchung in forensischen Fällen von einigen Gelehrten beigelegt wird, ist aus Prof. Moeller's Worten ersichtlich[2]), welcher schreibt:

---

[1]) Nothnagel. Die Erkrankung des Darms und des Peritoneums.
[2]) Moeller. Die forensische Bedeutung der Exkremente. (Wiener klin. Rundschau 1897, No. 11).

„Ich meine aber, es sollte Regel werden, von Jedem, der unter dem Verdachte, ein Verbrechen begangen zu haben, eingezogen wird, den in der Haft zuerst abgesetzten Stuhl bis zum Abschlusse des gerichtlichen Verfahrens aufzubewahren, damit er im Bedarfsfalle mikroskopisch untersucht werde. Ich bin überzeugt, das Verfahren würde sehr oft erheblich abgekürzt werden. Nach jedem grossen Verbrechen werden zahlreiche Personen verhaftet und es bedarf eines grossen Apparates, um ihre Schuld oder ihr Alibi nachzuweisen. Die Häftlinge werden genau befragt, wo sie vorher gewesen, womit sie sich beschäftigt hätten. Was sie tagesüber gegessen, wird nicht gefragt, und diese Frage halte ich für der wichtigsten eine. Denn aus der Untersuchung der Faeces kann häufig bestimmt gesagt werden, ob die Antwort wahr oder unwahr."

„Eine Unwahrheit bekräftigt den Verdacht, denn warum sollte ein Unschuldiger nicht sagen wollen, wo und was er gegessen habe. Ergibt sich die Richtigkeit der Aussage, dann kann das Alibi hergestellt sein, schneller und sicherer als durch Zeugenverhör und Konfrontation."

Vor anderen mikroskopischen Untersuchungen bietet die der Exkremente den Vortheil, dass die meisten Speisereste sofort ohne erhebliche Präparation untersucht werden können. Besser als mit Hilfe von Rasirmesser und Nadeln werden die Gegenstände von den bei der Verdauung thätigen Faktoren in ihre Komponenten zerlegt, und dabei werden die zartesten Gewebe, sowie die botanischen Elemente, in welche sie zerfallen, dem Auge in derartig unversehrtem Zustande wahrnehmbar, wie dies auf anderem Wege niemals zu erreichen wäre.

Denjenigen, welche sich die Mühe nehmen wollen, solche mikroskopische Präparate für eine Sammlung herzurichten (was nicht genug empfohlen werden kann!), möchte ich rathen, die dazu bestimmten Objekte vorher mit Aether oder Aether-Alkohol abzuspülen, um sie von dem Fett und den freien Fettsäuren, womit die Speisereste immer verunreinigt sind, zu befreien, weil die Anwesenheit derselben die Durchsichtigkeit beeinträchtigt und bei der Herstellung photographischer Aufnahmen hinderlich ist.

Geschichtliches.

Der niederländische Gelehrte Antonius Leeuwenhoek ist der erste gewesen, der die menschlichen Auswürfe mikroskopisch betrachtet hat.

Im Jahre 1717 theilte er dies in seinem neununddreissigsten Briefe der Royal Society zu London mit. Von den Erdbeeren, die er im Monat Juli dieses Jahres nach der Mahlzeit zu essen pflegte, hatte er neben anderen festen Körpern die Früchtchen in seinen Faeces wiedergefunden.

Mit derselben Sicherheit hatte er ein Jahr vorher bei der Untersuchung der Auswürfe von Tauben und Hühnern die Häutchen der Samen, welche die Nahrung dieser Vögel bildeten, erkannt. In dem Koth der Sperlinge fand er von dem Weizen, aus welchem das Brot gebacken, das er im Winter diesen Thierchen als Futter gab, die Haare wieder, die den Scheitel des Weizenkornes wie ein Kragen umgeben.

Mehr als hundert Jahre später, 1836, wies Schönlein[1]) auf das Vorkommen mikroskopischer Krystalle in den Exkrementen von Typhuskranken hin („Ueber Krystalle im Darmkanal beim Typhus abdominalis"). Er fand diese Krystalle, die nach ihm aus Calciumphosphat und einem Natronsalz bestanden, in dem Stuhl sämmtlicher Typhuskranken, und betrachtete die Anwesenheit derselben als einen Beweis dafür, dass man es mit Typhus und nicht mit Febris gastrica oder Febris erysipelatosa zu thun habe.

Einige Jahre später erschien eine Dissertation von Merklein[2]), der bei der Untersuchung von Faeces gleichfalls das Mikroskop benutzt hatte. Seine Ergebnisse, insoweit sie den mikroskopischen Theil betreffen, hat er folgenderweise beschrieben:

S. 11. „Unter dem Mikroskop sieht man: mehrere Pflanzenzellen, Faecalmasse, farblose amorphe Coagula (Schleim), Epithelium des Anus und eine dunkelfarbige undurchsichtige Masse."

S. 12. „Unter dem Mikroskop sieht man: Pflanzenzellen, Tripelphosphatkrystalle, feinvertheilte Faekalmasse, einzelne Kadaver von Navicella und undurchsichtige schwarze Körner. Die grauen Flocken, die hellfarbiger sind als die gelben Kügelchen, werden, nachdem sie mit Wasser abgewaschen sind, an und für sich mikroskopisch untersucht. Sie bestehen aus Fett, schwarzen Körnchen von unbestimmter Form, Pflanzenzellen und Kadavern der erwähnten Navicellen."

S. 21. „Unter dem Mikroskop sieht man Haare und andere Zellen von Pflanzen, feinzertheilte Faekalmasse, amorphe durch Galle dunkelgelbgefärbte Theilchen und Zellen von Typhusmasse."

Merklein theilt auf diese Weise die Ergebnisse seiner mikroskopischen Untersuchungen anderer Faeces hintereinander mit, bemüht sich jedoch durchaus nicht, die besonderen Bestandtheile in gehöriger Weise zu beschreiben. Fasst man, was er mikroskopisch wahrnahm, zusammen, so erhält man folgendes Verzeichniss:

Farblose amorphe Coagula (Schleim).
Pflasterepithelium des Anus und des Rectums.
Cylinderepithelium.
Dunkelfarbige undurchsichtige Massen.
Schwarze Körner.
Blutkörperchen.
Zellen von Typhusmasse.
Eiterkörperchen.

---

[1]) Archiv f. Anatomie und Physiologie. Berlin 1836, S. 258—261.
[2]) Ueber die grünen Stühle, welche nach Gebrauch des Kalomels im typhösen Fieber entleert werden. Von Dr. Fr. Merklein, München 1842.

Durch Galle gefärbte amorphe Theilchen.
Pflanzenzellen und Haare.
Tote Exemplare einer Navicula-Art.
Tripelphosphat.
Fett.

Es ist klar, mit diesen mikroskopischen Befunden war nicht viel zu machen. Merklein erkannte fast nichts von Bedeutung, nicht einmal die Muskelfaserreste; was er von denselben wahrnahm, beschreibt er als „durch Galle gefärbte amorphe Coagula oder Partien."

Im Jahre 1842 gab Simon in seinem Handbuche[1]) folgende Uebersicht der Speisereste in den Faeces:

„In den Faekalmassen muss nach dem Genuss der Speisen sich befinden: 1. dasjenige von den Nahrungsmitteln, was nicht aufgenommen wurde; 2. dasjenige, was vom Munde bis zum Anus als Sekret von dem Darmkanal und dessen Annexa hinzugefügt wird. Diese Stoffe sind: die bei der Verdauung unlöslichen Stoffe, wie: die Muskelfasern alter Thiere, Sehnen, Bänder, Fett etc., die meistens veränderte Galle, nebst dem Gallenbraun und dem Cholesterin, der Darmschleim und eine grosse Menge Salze, von denen sich besonders das Tripelphosphat in gut gebildeten Krystallen auszeichnet."

Im Jahre 1846 erschien eine Dissertation von Rawitz „De vi alimentorum nutritia". Rawitz untersuchte die Faeces in Bezug auf die genossene Nahrung und unterschied: 1. thierische, 2. pflanzliche, 3. sonstige vom Individuum selber herkömmliche Bestandtheile und 4. corpora aliena.

Er glaubte von verschiedenen Fleischsorten verschiedene Muskelfasern in den Faeces gefunden zu haben und zählte weiter eine grosse Zahl Pflanzenreste auf, ohne die jedem einzelnen eigenen Kennzeichen anzugeben. Da Abbildungen nicht beigegeben wurden, ist seine etwas flache Beschreibung Niemand recht verständlich.

Frerichs[2]) hingegen hat eine Anzahl Bestandtheile der Faeces mit Bestimmtheit mikroskopisch nachgewiesen. Von den Speiseresten der animalischen Nahrungsmittel, die man gewöhnlich in den Contenta des Rectums wiederfindet, nennt er: Primitiv-Muskelfaserbündel, Muskelscheiden, Sehnen, Fettzellengewebe und Knochenfragmente.

Von den pflanzlichen Speiseresten, welche sich zahlreicher vorfanden, sagt er: „Fast sämmtliche aus Cellulose bestehende Elemente werden unverändert ausgeschieden, mit Ausnahme der jüngsten Zellen. Meistens kommen die Parenchymzellen isolirt vor, nicht selten jedoch nimmt man auch noch grössere Konglomerate derselben wahr. Die Zellen selber sind insofern verschieden, dass sie bald ihres Inhalts beraubt, bald noch immer mit demselben versehen

---

[1]) Dr. J. Franz Simon. Handbuch der angewandten medicinischen Chemie. Berlin, 1842.

[2]) Handwörterbuch der Physiologie von Dr. Rudolph Wagner. Braunschweig 1846: „Die Verdauung", von Dr. F. Th. Frerichs.

vorkommen. Chlorophyll und Stärkekörner — letztere besonders in den Ueberresten von Kartoffeln — sind mit dem Mikroskop noch gut wahrnehmbar. Ausser den Zellen mit oder ohne Inhalt, haben sich die verschiedenen Gefässbündel sowie die Oberhaut der Pflanzentheile noch vollständig erhalten. Grüne Pflanzentheile, welche roh gegessen werden, nimmt man oft ganz unverändert wahr."

Aus dieser Beschreibung ist ersichtlich, dass Frerichs ein guter Beobachter war, wiewohl er unterlassen hat, die Merkmale, woran er das Wahrgenommene zu erkennen glaubte, anzugeben. Auch ist es sehr zweifelhaft, dass er Stärkekörner in den Kartoffelresten gefunden habe; es kann schwerlich etwas anderes, als der stets formlose Stärkekleister in den Parenchymzellen gewesen sein, was er irrthümlich „Stärkekörner" nennt.

Dr. Hoefle[1] war der erste, der die chemische und mikroskopische Diagnose der Speisereste als eine Lehre für sich zur Geltung zu bringen suchte. Durch das Mikroskop unterschied er: Pflanzenzellgewebe und Spiralgefässe, Stärkekörner, Muskelfasern etc.

Noch zwei Dissertationen, von Joh. Ihring[2] und von Wehsarg[3], behandeln denselben Gegenstand, und zwar untersuchte ersterer die pathologischen, letzterer die normalen Faeces mikroskopisch. Wehsarg fasst seine Ergebnisse folgender Weise zusammen:

„Unter dem Mikroskop nimmt man stets Ueberreste genossener Speisen wahr, so dass die Beschaffenheit der verschiedenen Faeces je nach der Art der genossenen Nahrung verschieden ist. Ueberhaupt sind Pflanzenzellen, Pflanzenhaare und Spiralgefässe reichlich vertreten. Einen ausnahmslos vorkommenden Bestandtheil bilden weiter die Primitivbündel von Muskeln, durch Galle gefärbt und zerbröckelt, die aber noch deutlich quergestreift sind. Ebenso findet man immer feinzertheilte Faecalmasse d. h. eine feinkörnige Masse, in welcher sich eine Struktur nicht erkennen lässt etc.

Wie man sieht, hat Wehsarg durch sein Faecalstudium unsere Kenntniss der Merkmale nicht erheblich gefördert, ebenso wenig hat er dem Gegenstand ein gründliches Studium gewidmet.

An der Universität Dorpat promovirte im Jahre 1879 zum Doktor der Medicin Joseph Szydlowski mit einer Schrift: „Beiträge zur Mikroskopie der Faeces." Es zeigt sich, dass auch dieser, gleich seinen Vorgängern, seiner Aufgabe nicht gewachsen war, obgleich man auch zugeben muss, dass er den Weg zur Erkennung der Speisereste wenigstens anzugeben versucht hat.

---

[1] Chemie und Mikroskopie am Krankenbette, von Dr. Mark-Aurel Hoefle. Erlangen 1848.

[2] Mikroskopisch-chemische Untersuchungen menschlicher Faeces unter pathologischen Verhältnissen, von J. Ihring. Giessen 1852.

[3] Mikroskopische und chemische Untersuchungen der Faeces gesunder Menschen, von C. Wehsarg. Giessen 1853.

Seine Diagnose bezieht sich auf sieben Gegenstände: 1. gekochte Kartoffeln, 2. Zellen von Bohnen und Erbsen, 3. Parenchym von Kohl, 4. Runkelrüben, 5. Sauergurken, 6. Epidermis von Beeren und Früchten (sic!) und 7. Apfelsinen; letztere behauptet er nicht in seinen eignen Faeces wiedergefunden zu haben, sogar nicht, wenn er von denselben eine überflüssige Menge gegessen habe.

In Szydlowski's Arbeit tritt überall die oberflächliche Behandlungsweise und ein Mangel an botanischer Kenntniss an den Tag. Die von ihm in wenigen Zeilen von den erwähnten Gegenständen gegebene Beschreibung ist unvollständig und unwissenschaftlich; die neun Abbildungen, welche sein Werkchen illustriren, sind dürftig und für eine genaue Darstellung ungenügend; sie geben die Kennzeichen der Objekte, worauf sie sich beziehen sollen, nicht wieder.

Dieselben Abbildungen von Szydlowski sind der Dissertation von Dr. Overduin „Bijdrage tot de Statistiek der Darmparasieten in Nederland, bij kinderen beneden 10 jaar" (1897) beigegeben — eine ebenso schlecht gewählte als übel angebrachte Illustration, welche an Stelle der Abbildungen von Darmparasiten, wovon die Dissertation handelt, gegeben wurde.

Mit um so grösserer Anerkennung erwähne ich am Ende dieser historischen Uebersicht die vorzüglichen Schriften des österreichischen Gelehrten Nothnagel, Professors zu Wien, dessen umfassende wissenschaftliche Arbeit über den Darm die höchste Anerkennung verdient. Wiewohl seine Werke, die für den Pathologen und Therapeuten geschrieben sind, sich nicht auf die Merkmale der Speisereste an und für sich beziehen — das Gebiet, das ich mir für meine Untersuchungen abgegrenzt habe — kann ein jeglicher, der sich mit der Untersuchung von Faeces im Allgemeinen beschäftigt, von diesem bedeutenden Naturforscher sehr Viel lernen, so dass ich nachdrücklich auf diese Studienquellen ersten Ranges hinweise.

Die Exkremente.
Allgemeine Eigenschaften. Behandlung.

Exkremente in engerem Sinne nennt man solche Stoffe, welche, für die Ernährung nicht mehr geeignet, durch den Anus ausgeschieden werden.

Sie bestehen aus den unverdauten und den unverdaulichen Speiseresten, den Sekreten und den Mikroorganismen, welche am Verdauungsprocess betheiligt waren, deren Zersetzungsprodukten, dem organischen Detritus der Verdauungsorgane selber und Wasser.

Ausserdem werden in den Exkrementen manchmal andere Objekte gefunden, die, obgleich sie nicht als Nährmittel zu betrachten sind, einen integrirenden Theil der Nahrung bilden (Knöchelchen, Gräten, Schuppen, Samenkörner), oder auch als zufällige Beimischungen oder pathologische Produkte vorkommen.

Zu den zwei letzteren Gruppen gehören die heterogensten Objekte: Fadenstückchen, Schüppchen, Holz, Haare, Federn und Darmparasiten, Blut- und Eiterkörperchen.

Eine Ausnahmestellung unter den Exkrementen nimmt, wie leicht verständlich ist, das Meconium ein, der grünlichbraune, ans Schwarze streifende, gewöhnlich sauer reagirende Darminhalt Neugeborener, der bei unseren Betrachtungen unberücksichtigt bleiben kann.

Die Beschaffenheit der Faeces ist in der Regel von der Art und Quantität der genossenen Nahrung abhängig. Die Quantität der Faeces steht im direkten Verhältniss zu der Menge der genossenen unverdaulichen Nahrungsmittel; sie ist um so grösser, je nachdem Pflanzentheile den überwiegenden Theil der Nahrung bildeten.

Ist die Nahrung zu reichlich bemessen, so sind die Exkremente sehr voluminös, selbst wenn die Speisen leicht verdaulich waren, weil alles, was über die Speisemenge hinausgeht, welche von den Verdauungsorganen verarbeitet werden kann, sich dem Einfluss der Verdauung entzieht, die Darmwand nicht berührt und den Körper unverändert verlässt.

Bei Fleischnahrung ist die Faecesmenge ziemlich gering. Bei gemischter Diät scheidet der mässig essende Mensch in 24 Stunden durchschnittlich 130 g Faeces, d. h. $1/7$ bis $1/8$ Theil der genossenen Nahrung aus. Hierin befinden sich etwa 35 g Trockensubstanz. Eigenthümlich ist es, dass selbst ein Mensch, der Hunger leidet, Exkremente ausscheiden kann. Dieselben bestehen in solchem Falle aus Bakterien, Schleim, abgestossenem Darmepithelium und Ueberresten von Verdauungssäften (Nothnagel).

L. Hermann hat dies dargethan, indem er eine leere Darmschlinge an zwei Stellen unterband und wahrnahm, dass in dem unterbundenen Theil, in welchen nichts hineindringen konnte, Faecalmasse sich bildete. Daraus erklärt sich zugleich der Umstand, dass Kranke, die wenig Nahrung einnehmen, oft grosse Quantitäten Faeces ausscheiden.

Die Menge fester Stoffe kann bei überwiegend vegetabilischer Diät bis zu 13 Proc. der genossenen Nahrung steigen; bei Diarrhöe ist sie selbstverständlich weit geringer.

Der Wassergehalt der Faeces ist ziemlich gross und beträgt ungefähr 75 Proc. bei gemischter Diät, am geringsten ist er bei ausschliesslich animalischer Diät.

Die chemische Reaktion der Exkremente kann sehr verschieden sein. Meist ist dieselbe neutral oder alkalisch, letzteres infolge der Fäulniss der Eiweissstoffe (Ammoniakbildung) im unteren Theile des Darmkanals; sie ist sauer, wenn vegetabilische oder stärkereiche Nahrung im Ueberfluss genossen wird (saure Gährung der Kohlehydrate).

Die Farbe der Exkremente des kauenden Menschen kann man im Allgemeinen braun („fulvus" Saccardo's Chromotaxia No. 32) nennen, wenn dieselben, was in der Regel der Fall ist, von gemischter Nahrung herrühren. Sie nähert sich mehr dem Grün nach dem Genusse von blattgrün-enthaltenden

Pflanzentheilen und wird fast schwarz, wenn, wie bei den Karnivoren, Fleisch die Hauptnahrung bildete.

Wenn viel Milch genossen wird, erscheinen die Faeces bedeutend heller gefärbt.

Bekannt ist, dass durch Störungen der Verdauungsorgane, sowie nach Darreichung mancher Arzneimittel (Metallsalze) die Farbe der Faeces sich bedeutend ändert.

Die allgemein herrschende Ansicht, dass Eisenpräparate die Ursache der schwarzen Farbe der Faeces sein sollten, wird durch Quincke's[1]) Untersuchungen widerlegt. Nach dem Genuss von Eisenmitteln behalten die Faeces die Normalfarbe, infolge der Oxydation jedoch geht diese allmählich in dunkelbraun bis schwarz über. Daraus ergibt sich, dass das Eisen nicht als Schwefeleisen, sondern wahrscheinlich als eine organische Eisenverbindung (Ferrosalz), die durch den Einfluss des Sauerstoffs der Luft dunkelgrau gefärbt wird, den Körper verlässt.

Wismutsalze werden nach Quincke nicht in Schwefelwismut (wie man bisher angenommen hatte, sondern in Wismutoxydul verändert. Die Faeces werden dadurch rothbraun gefärbt und zwar in einer Weise, dass man an eine Verunreinigung durch Blutfarbstoff denken könnte. Gleichfalls muss die Annahme, dass Quecksilberpräparate (Kalomel) eine grüne Farbe der Faeces verursachen könnten, verworfen werden. Es werden vielmehr durch dieses Salz die Fäulniss- und Reduktionsprocesse im Darmkanal verzögert und infolge dessen entgeht ein Theil des ursprünglich grünen Gallenfarbstoffs (Biliverdin) der Reduktion, die denselben im anderen Falle in die braune Modifikation verändert (Urobilin, Hydrobilirubin).

Nach dem Genuss von Methylenblau verlässt der Stuhl den Darm mit der gewöhnlichen Farbe, nimmt aber durch den Einfluss der Luft sogleich eine blaugrüne Färbung an, ein Beweis für die Energie, mit welcher die Reduktionsprocesse im Darm vor sich gehen.

Silber- und Bleiverbindungen haben auf die Farbe der Exkremente keinen merkbaren Einfluss.

Nach Nothnagel[2]) geben normale Faeces die Gmelin'sche Reaktion nicht. Tritt diese ein, so weist das auf pathologische Zustände hin. Je intensiver die grüne Färbung ist, um so höher im Dünndarm sitzt die aussergewöhnliche Peristaltik, welche als Ursache des schnelleren Durchgangs zu betrachten ist.

Sind die Faeces farblos, grauweiss oder aschgrau, so nennt man sie acholisch, d. h. ohne Gallenfarbstoffe. Sie enthalten in solchem Falle meist viel Fett und Seife in unverändertem Zustand und besitzen einen abnormalen, durchdringenden, an Katzenkoth erinnernden Geruch.

Die Exkremente haben, wiewohl sie meist weich sind, gewöhnlich eine

---

[1]) Münchener medicin. Wochenschr. 1896.
[2]) Die Erkrankungen des Darms und des Peritoneums. Wien 1895.

bestimmte Form (Wurstform); ihre Konsistenz wird aber härter, wenn infolge längeren Aufenthalts im Dickdarm, der Wassergehalt geringer geworden ist. Die Faeces verlieren alsdann ihre Cohaesion und vertheilen sich in kleinere abgerundete Stücke (Scybala), die manchmal an einer oder mehreren Stellen eine Einschnürung zeigen. Dieselben sind von einer Schleimschicht umhüllt, welche, wenn sie Zeit hat an der Luft zu trocknen, firnissähnlich aussieht.

Eine breiartige oder dünnflüssige Konsistenz (Diarrhöe) ist stets die Folge eines zerstörten Gleichgewichts in den Lebensfunktionen und eines übergrossen Wassergehalts der Faeces. Dass in solchen Fällen die Nahrungsmittel mit all zu grosser Schnelligkeit durch den Körper getrieben werden, sieht man an dem fast unveränderten Zustand, in welchem die verdaulichen und unverdaulichen Speisereste wieder hervorkommen; es ist dies die Ursache dafür, dass — sehr zum Schaden des Organismus — nur wenige Nährstoffe den Speisen entzogen werden. Dies geht auch hervor aus der grossen Wassermenge, die bei Diarrhöe und Cholera sich mit den Faeces absondern. Dabei werden die Nieren zeitweilig ausser Dienst gestellt. Die Alten nannten dies „Lienterie".

Richten wir unsere Aufmerksamkeit auf die grosse Anzahl der Fäulnissprodukte, welche die Chemiker in den Faeces nachgewiesen haben, so kann es uns nicht wundern, dass der Geruch der Kothstoffe so stark ekelhaft und stinkend ist. Es sind besonders das Skatol und das Methylmerkaptan, die, mit anderen chemischen Verbindungen (Essigsäure, Buttersäure, Kapronsäure und anderen Fettsäuren, Phenol und Indol) gemischt, den Faeces die erwähnte Eigenschaft ertheilen.

Die Exkremente unterliegen, wenn sie den Darm verlassen haben, bald bedeutenden Veränderungen, sowohl hinsichtlich der Farbe als der chemischen Zusammensetzung, die von einer Verminderung des Stickstoffgehalts begleitet sind, welche schon an der Ammoniakentwicklung merklich ist.

Die Behandlung, welche die Faeces zu erfahren haben, damit sie für die makro- und mikroskopische Untersuchung geeignet sind, ist eine äusserst einfache; sie besteht lediglich in einer möglichst vollständigen Reinigung derselben durch Wasser. Centrifugiren ist meiner Ansicht nach dabei ganz überflüssig.

Man kommt am besten zum Ziel, wenn man über eine Wasserleitung mit leichtem Druck zu verfügen hat. Die Faeces können alsdann in einem Siebchen von feinem Messingdraht durch den schwachen Strahl der Wasserleitung und nachher in einem hohen Becherglas gereinigt werden.

Sind die eben erwähnten Bedingungen nicht vorhanden, so lässt man die Exkremente, welche Konsistenz sie auch haben mögen, in einem hohen Becher- oder Cylinderglas in Wasser sich erweichen, bis die Theilchen sich trennen und die Masse gut vertheilt ist. Man kann diese Theilung fördern, indem man das Gemenge dann und wann mit einem Glasstabe rührt.

Nachdem die gröberen Theilchen des Gemenges sich abgesetzt haben, wird die darüber stehende trübe Flüssigkeit durch ein Siebchen von dünnem Messingdraht mit feinen Oeffnungen in ein grösseres Gefäss gebracht. Was beim Dekantiren im Becherglas zurückbleibt, wird abermals auf dieselbe Weise mit kaltem Wasser behandelt und dies Verfahren einige Male wiederholt.

Bei der letzten Abwaschung wird der ganze Inhalt des Becherglases auf das Siebchen gestürzt und danach mit Wasser gewaschen.

Die durchgesiebten flüssigen Massen werden vereinigt und, damit die festen Theilchen sich absetzen, bei Seite gestellt. Durch Dekantiren und wiederholte Behandlung mit Wasser, bis letzteres nicht mehr gefärbt wird, wird der Bodensatz dann gereinigt (B).

Was auf dem Siebchen zurückbleibt, wird so lange mit Wasser abgewaschen, bis letzteres farblos abfliesst, und schliesslich mit Wasser in ein Becherglas gespült, in welchem die festen Theilchen sich zum letzten Male absetzen können (A).

Bei diesem Verfahren lasse man sich nicht verführen, um Zeit zu gewinnen, die gröberen Theilchen, die langsam auseinander fallen, mechanisch zu scheiden. Man liefe dann Gefahr, Gegenstände, die gerade an der Form, in der sie ausgeschieden werden, am besten zu erkennen sind, zu schädigen und das Erkennen derselben zu erschweren; überdies könnte man dadurch leicht eine falsche Vorstellung von dem wahren Zustand erhalten, worin die Speisereste den Darmkanal verlassen.

In weitaus den meisten Fällen wird man, nachdem die gereinigten Exkremente sich haben absetzen können, bemerken, dass nicht alle feste Theilchen sich abgesetzt haben, sondern eine Anzahl häutiger Gegenstände, sei es von Luftbläschen empor getrieben, oder infolge ihrer mehr oder weniger fettigen Natur, an der Oberfläche schwimmen.

Man fängt nun die Untersuchung damit an, dass man diese schwimmenden Gegenstände mittelst gebogener Nadeln auffischt, um sie in den dazu bereit gestellten flachen Glasschälchen (kleine Krystallisirgläser von 6, 8 und 10 cm Durchmesser), die zur Hälfte mit Wasser gefüllt sind, zu sortiren.

Blattstücke von Kopfsalat, die Speisereste von Zwiebeln und sonstigen aromatischen Gemüsen, die Kutikula und Epidermis der meisten Gemüse und Früchte, ganze Kappern, Gartenerbsen und Bohnen, lose Früchtchen von Erdbeeren, Federchen von Geflügel etc. habe ich bei meinen Untersuchungen stets schwimmend gefunden und in der beschriebenen einfachen Weise absondern können.

Nach dieser ersten Manipulation gibt man aus dem Becherglas den Inhalt — jedesmal in kleinen Quantitäten und ja nicht zuviel auf ein Mal! — in eine flache weisse Porzellanschale und untersucht jede kleine Portion für sich unter der Lupe. Mit gutem Erfolg bediene ich mich hierbei einer an einem messingenen Stativ verschiebbaren Lupe mit Kugelgelenken, mit einer Linse von ungefähr 7 cm. Auf diese Weise erlangt man einen guten Ueberblick und die Gewissheit, dass nichts der Wahrnehmung entgeht.

Der ganze Bodensatz wird so nach und nach makroskopisch untersucht und sortirt in verschiedene mit Wasser versehene Glasschalen gebracht.

Diese Untersuchung ist mit der grössten Sorgfalt auszuführen, denn die Zahl der Gegenstände, welche bei einer solchen, selbstverständlich oberflächlichen, Prüfung schon zu entdecken sind, ist Legion. Sämmtliche so gefundene gleichartige, mit den gebogenen Nadeln aufgenommene Theilchen können dann in einer Schale vereinigt werden.

Der auf diese Weise zuletzt aus dem Becherglas in die Schale gelangende Theil der Faeces enthält natürlich die specifisch schwersten Objekte: Früchtchen, Samenkörner, Fleischstückchen, Gräten, Kartoffelstückchen, Knöchelchen, Fischschuppen etc., die nöthigenfalls in der Schale noch einige Male mit reinem Wasser abgewaschen werden können.

Bei der makroskopischen Untersuchung von A hindern am meisten die verworrenen Fäden, die zu kleinen Perücken vereinigt, viele andere Objekte einschliessen und sich der Entwirrung und Absonderung letzterer kräftig widersetzen. Sie bilden sich dadurch, dass die mehr oder weniger vollständig isolirten Gefässbündel aus Pflanzengeweben mit dem faserigen, schlüpfrigen Bindegewebe der Fleischspeisen sich zu Knäueln vereinigen. Am besten ist es, letztere für sich in der Schale zu entwirren.

Bei der Sortirung ist die Form- und Farbenveränderung, der die Speisen während ihres Verbleibens in der Speiseröhre und auf dem Verdauungswege unterliegen, in Betracht zu ziehen. Bald sind diese von geringer Bedeutung, sodass man die Objekte an ihrer eigenthümlichen Beschaffenheit, die von der ursprünglichen fast nicht abweicht, erkennt, bald ist die Form- und Farbenveränderung so gross, dass man nur mühsam die Herkunft festzustellen vermag.

Die Oberhaut der Früchte und die freigelegten meist kleinen Samen geben das beste Material zur Erkennung. Die erwähnte Epidermis schwimmt gewöhnlich in farblosen Stückchen und Häutchen im Wasser und lässt uns schon bei der makroskopischen Untersuchung Lentizellen, Haare, vertrocknete Griffel, die Narben von abgefallenen Staubfäden etc. erkennen. Die Samenkörner hingegen, die auf dem Boden des Gefässes, in welchem die Speisereste abgesetzt haben, zu suchen sind, kennzeichnen sich durch ihre Form, Grösse und Farbe, wie durch den anatomischen Bau der Samenhaut.

Von jungen, zarten Geweben werden in der Regel keine zusammenhängenden Theile wiedergefunden; hieraus darf man jedoch nicht schliessen, dass sie nicht vorhanden sein sollten. Infolge des lockeren Zusammenhanges sind jene Gewebe nur zerrissen und die isolirten Parenchymzellen — sei es dass dieselben auch zerrissen wurden oder unversehrt blieben — werden mit dem Waschwasser mitgeführt und sind aus dem Bodensatz, der sich bald daraus niederschlägt, als solche zu erkennen. Diesem Umstande muss man es denn auch zuschreiben, dass von dem Mus saftiger Früchte ebensowenig als von jungen Gemüsen irgend etwas in einer anderen Form wiedergefunden wird.

Die sortirten Speisereste in den Glasschalen sind jetzt noch mikroskopisch zu untersuchen, damit von jedem einzelnen Theil dieses meist vielartigen Sortiments die Identität bestimmt werde. Was davon dünn genug ist, kann sofort, ohne irgend eine Präparation, zwischen Objekt- und Deckglas in Wasser unter das Mikroskop gebracht werden. Fragmente parenchymatösen Gewebes lassen sich leicht durch geringen Druck zwischen diesen Gläsern zu einer dünnen Schicht ausdehnen.

Von undurchsichtigen, harten Gegenständen werden, nachdem sie zwischen Kork gepresst wurden (oft ist hier eine partielle Austrocknung durch freiwillige Verdampfung zu empfehlen) mit dem Rasirmesser dünne Schnitte gemacht, während in einzelnen Fällen, wenn man mehrere Gewebeschichten oder Zellen zu isoliren wünscht, und auf mechanischem Wege nicht leicht dazu gelangen kann, mit Erfolg das Schultze'sche Macerationsverfahren (Kochen in verdünnter Salpetersäure, der etwas Kaliumchlorat zugefügt ist), in Anwendung gebracht werden kann.

Die festen Theilchen, die wir A und B nannten, sind einander durchaus nicht immer ähnlich. Diese beiden Fraktionen, die wie zwei Hälften zu einander gehören, bilden ein Ganzes. Man könnte sich leicht täuschen, wenn man die beiden vor Vollendung der Untersuchung für genügend charakterisirt erklärte, und aus dem Ergebnisse der Untersuchung einer dieser zwei Hälften schon einen Schluss auf das Ganze ziehen wollte.

In B hat man aufzusuchen: die isolirten Parenchymzellen mit ihrem oft charakteristischen Inhalt (Kartoffeln, Erbsen, Bohnen, Datteln, Reis); Steinzellen (Pfeffer, Birnen, Datteln, Piment); die durch Gallenfarbstoffe gelbbraun gefärbten Muskelfaserfragmente (Fleisch, Fisch, Schalthiere); rohe Stärkekörner, welche frei (rohe Kastanien, Gebäck[1]) oder noch in den Zellen aufgeschlossen (Bananen, Erdnüsse, Muskatnuss, Kastanien) vorkommen; weiter die feinsten Gräten (Sardinen, Stinte, Sprotten, Aal, Anchovis); die Haare von Weizenkörnern (aus Weizenbrot und anderem Gebäck) und kleine Fragmente der Samenhaut, Krystalle verschiedener Form u. s. w.

Man nimmt von dem ziemlich voluminösen Bodensatz, der sich in einem Spitzglas abgesetzt hat (das frühere Inkognitum der Gelehrten, das sie „Faecalmasse" nannten) mit einer Pipette, die an der Spitze keine zu enge Oeffnung hat, von den verschiedenen Schichten ein wenig und untersucht die Beschaffenheit der darin vorkommenden Theilchen unter dem Mikroskop, bei verschiedenen Vergrösserungen.

---

[1] Ich meine das Stärkemehl, als Theil des weissen Pulvers (ein Gemenge von Stärke und Zucker), womit die Oberfläche des Gebäcks bestreut wird.

Die Namen der Nahrungs- und Genussmittel, die auf den folgenden Seiten besprochen werden, sind alphabetisch geordnet:

Aal	*Anguilla vulgaris.*
Aepfel	*Pirus Malus.*
Alse	*Clupea alosa.*
Ananas	*Ananas sativus.*
Anchovis oder Sardellen	*Engraulis encrasicholus.*
Anis	*Pimpinella Anisum.*
Apfelsinen	*Citrus Aurantium.*
Aprikosen	*Armeniaca vulgaris.*
Bananen oder Pisangs	*Musa paradisiaca, M. sapientum.*
Beifuss oder Estragon	*Artemisia Dracunculus.*
Bimbernell	*Poterium Sanguisorba.*
Birnen	*Pirus communis.*
Blumenkohl	*Brassica oleracea var. Botrytis.*
Bohnen	*Phaseolus vulgaris.*
Bohnen- oder Pfefferkraut	*Satureja hortensis.*
Brennnesselblätter	*Urtica dioica, U. urens.*
Brüt- oder Frühkastensalat	*Lactuca sativa.*
Buchweizengrütze	*Fagopyrum esculentum.*
Bücklinge	*Clupea harengus.*
Buff- oder Saubohnen	*Vicia Faba.*
Butt oder Flunder	*Pleuronectes flesus.*
Capsicumfrüchte	*Capsicum frutescens.*
Champignons	*Psalliota campestris.*
Cichorie	*Cichorium Intybus.*
Cocosnuss	*Cocos nucifera.*
Datteln	*Phoenix dactylifera.*
Endivie	*Cichorium Endivia.*
Endiviensalat	*Cichorium Endivia var. crispum.*
Enten	*Anas boschas.*
Erbsen	*Pisum sativum.*
Erbsenschoten	*Pisum sativum.*
Erdbeeren	*Fragaria vesca.*
Erdnüsse	*Arachis hypogaea.*
Feigen	*Ficus Carica.*
Feldsalat oder Rapunzel	*Valerianella olitoria.*
Fenchel	*Foeniculum capillaceum.*
Flussbarsch	*Perca fluviatilis.*
Garneelen	*Crangon vulgaris.*
Gartenerbsen	*Pisum sativum.*
Gartensauerampfer	*Rumex Acetosa.*
Gewürznelken	*Eugenia caryophyllata.*
Grünkohl oder Winterkohl	*Brassica oleracea var. acephala.*

Grütze	*Hordeum vulgare.*
Gurken	*Cucumis sativus.*
Hafermalz	*Avena sativa.*
Hagebutten oder Rosenäpfel	*Rosa pomifera, R. rugosa.*
Häring	*Clupea harengus.*
Hasel- oder Lambertnüsse	*Corylus Avellana.*
Haushuhn	*Gallus domesticus.*
Hecht	*Esox lucius.*
Heidelbeeren	*Vaccinium Myrtillus.*
Himbeeren	*Rubus idaeus.*
Hummer	*Homarus vulgaris.*
Ingwer	*Zingiber officinale.*
Johannisbeeren	*Ribes rubrum.*
Kabbes oder Weisskraut	*Brassica oleracea var. capitata alba.*
Kabeljau	*Gadus morrhua.*
Kappern	*Capparis spinosa.*
Kartoffeln	*Solanum tuberosum.*
Kastanien oder Maronen	*Castanea vulgaris.*
Kerbel	*Anthriscus Cerefolium.*
Kettensalat oder Löwenzahnblätter	*Taraxacum officinale.*
Kirschen	*Prunus avium.*
Kohlrüben oder Unterkohlrabi	*Brassica Napus var. Napobrassica.*
Kopfsalat	*Lactuca sativa var. capitata.*
Korinthen	*Vitis apyrena.*
Kriekenten	*Anas Crecca, A. querquedula.*
Lauch oder Porree	*Allium Porrum.*
Liebesäpfel oder Tomate	*Lycopersicum esculentum.*
Maiskolben	*Zea Mays.*
Mandeln	*Amygdalus communis.*
Maulbeeren	*Morus nigra.*
Melonen	*Cucumis Melo.*
Möhren oder Karotten	*Daucus Carota.*
Muskatnuss	*Myristica fragrans.*
Mutter- oder Römischer Kümmel	*Cuminum Cyminum.*
Oliven	*Olea europaea.*
Orangenschalen	*Citrus vulgaris.*
Paprika	*Capsicum longum.*
Petersilie	*Petroselinum sativum.*
Pfeffer	*Piper nigrum.*
Pfirsiche	*Persica vulgaris.*
Pflaumen	*Prunus domestica.*
Piment oder Nelkenpfeffer	*Pimenta officinalis.*
Portulak	*Portulaca oleracea.*
Preisselbeeren	*Vaccinium Vitis idaea.*

Radieschen	*Raphanus sativus var. Radicula.*
Reis	*Oryza sativa.*
Rhabarber	*Rheum crispum.*
Roggenbrot	*Secale cereale.*
Rosenkohl	*Brassica oleracea var. gemmifera.*
Rosinen	*Vitis vinifera.*
Rothkraut	*Brassica oleracea var. capitata purpurea.*
Runkelrüben	*Beta vulgaris var. Rapa.*
Salatbohnen	*Phaseolus tumidus.*
Sardinen	*Clupea pilchardus.*
Sauerkraut	*Brassica oleracea var. capitata alba.*
Sauergurken	*Cucumis sativus.*
Savoyerkohl oder Wirsing	*Brassica oleracea var. bullata.*
Schalotten	*Allium ascalonicum.*
Schellfisch	*Gadus aeglefinus.*
Schmink- oder Vitsbohnen	*Phaseolus multiflorus.*
Schnittbohnen	*Phaseolus compressus.*
Schwarzwurz	*Scorzonera hispanica.*
Seezungen	*Solea vulgaris.*
Sellerie	*Apium graveolens.*
Senf	*Sinapis alba.*
Spargeln	*Asparagus officinalis.*
Spiegeleier	*Gallus domesticus.*
Spinat	*Spinacia oleracea.*
Sprotten	*Clupea sprattus.*
Stachelbeeren	*Ribes Grossularia.*
Steckrübenstengel	*Brassica Rapa var. rapifera.*
Steinbutt	*Rhombus maximus.*
Stinte	*Osmerus eperlanus.*
Stockfisch	*Merluccius vulgaris.*
Succade	*Citrus medica.*
Trauben	*Vitis vinifera.*
Trüffeln	*Tuber aestivum.*
Wallnüsse	*Juglans regia.*
Weisse Rüben	*Brassica Rapa var. rapifera.*
Weizenbrot	*Triticum vulgare.*
Winterspinat	*Beta vulgaris var. cicla.*
Zwetschen	*Prunus domestica.*
Zwiebeln	*Allium Cepa.*

Bei der Untersuchung der Speisereste der hier verzeichneten Artikel sei man stets eingedenk, dass mehrere dieser Nahrungs- und Genussmittel, wenn auch nicht ausschliesslich, so doch hauptsächlich in einer bestimmten Jahreszeit gegessen werden. Nimmt man hierauf Rücksicht, so drängt sich von selbst die Vermuthung auf, dass man es mit Gemüsen, Früchten, Fischen oder Geflügel zu thun haben wird, welche der Jahreszeit, während welcher die Untersuchung stattfindet, angehören.

So wird z. B. Brüt- oder Frühkastensalat (junger Kopfsalat von der Grösse von Mäuseohren) im Frühling und im Winter gegessen; gehören gedämpfte Stachelbeeren, Kettensalat, Steckrübenstengel und Radieschen dem Frühling an; reifen die meisten Früchte bei uns im Sommer, und sind es die verschiedenen Kohlarten, Stockfisch und Wildpret, welche fast ausschliesslich im Herbst und Winter auf den Tisch kommen.

Wir haben also besonders acht zu geben

Im Frühling auf:	Im Sommer auf:	Im Herbst und Winter auf:
Apfelsinen.	Beifuss.	Apfelsinen.
Brennnesselblätter.	Bimbernell.	Cichorie.
Brüt- oder Frühkastensalat.	Bohnenkraut.	Feldsalat.
	Buffbohnen.	Geflügel.
Haselnüsse.	Erbsenschoten.	Grünkohl.
Kettensalat oder Löwenzahnblätter.	Erdbeeren.	Hecht.
	Gartensauerampfer.	Kabeljau.
Portulak.	Gurken.	Kastanien.
Radieschen.	Heidelbeeren.	Kohlrüben.
Rhabarber.	Johannisbeeren.	Preisselbeeren.
Spargeln.	Kirschen.	Rosenkohl.
Spinat.	Kopfsalat.	Rothkraut.
Sprotten.	Liebesäpfel.	Runkelrüben.
Stachelbeeren.	Maulbeeren.	Sauerkraut.
Steckrübenstengel.	Melonen.	Savoyerkohl.
Stinte.	Pfirsiche.	Schellfisch.
Wallnüsse.	Pflaumen.	Sprotten.
—	Stachelbeeren.	Stinte.
—	—	Stockfisch.
—	—	Trauben.

In forensischen Fällen darf man dieser Eintheilung nicht zu viel Werth beilegen. Ist es ja durch die Konservirung der Lebensmittel, ein Verfahren, das in den letzten Jahren eine hohe Stufe der Vollkommenheit erreichte, möglich geworden, zu allen Jahreszeiten die meisten Nahrungs- und Genussmittel zu bekommen.

Die Speisereste.

Die Zeitdauer, deren die Nahrungsmittel bedürfen um den ganzen Verdauungskanal, vom Munde bis zum Anus, zu durchlaufen, ist von mehreren Umständen und Einflüssen abhängig.

Menschen, welche an habitueller Konstipation leiden, geben viel träger die nicht ausgenutzten Theile der Speisen ab, als diejenigen, welche, wie man es auszudrücken pflegt, eine regelmässige Verdauung haben.

Bei letzteren bleiben die Speisen durchschnittlich weniger als 24 Stunden im Darmkanal. Man ist in der Lage bei ihnen wahrzunehmen, dass nicht nur die Reste des Mittagsessens, das zwischen 5 und 6 Uhr Nachmittags eingenommen wurde, sondern auch die des kurz vor Mitternacht genossenen Abendmahls am folgenden Morgen um 10 Uhr ungefähr Auslass fordern.

Es muss hierbei beachtet werden, dass derjenige Theil des Stuhles, welcher zuerst ausgeschieden wird, noch Speisereste des vorletzten Tages enthält. Es ist in den meisten Fällen nicht schwierig, diesen Theil an der festeren Konsistenz und der abweichenden Farbe vom Uebrigen zu unterscheiden.

Ob einem längeren Verbleiben der Speisen im Darmkanal ein vollständigeres Ausziehen der Nährstoffe, ein besseres Ausnützen entspricht, kann ich mit Bestimmtheit nicht sagen, es kommt mir jedoch nicht wahrscheinlich vor. Bei Personen, welche durch Laxirmittel einen regelmässigen Stuhl zu bewirken genöthigt sind, ist die Konsistenz der Faeces viel fester als bei andern; im Uebrigen aber weichen die Faeces nicht bedeutend ab von denen, welche kürzere Zeit im Darmkanal verblieben; ich habe aber im täglichen Umgang mit solchen Personen häufig bei diesen eine Unbehaglichkeit in höherem Maasse und vielfache Digestionsstörungen wahrnehmen können.

Aber auch solche Personen, bei denen zwischen der Aufnahme des Nöthigen und der Abgabe des Unnöthigen eine regelmässige Zeit verläuft, werden zwischen der Art der genossenen Nahrung und dem Zeitpunkt der Defaecation einen gewissen Zusammenhang bemerken können, der zwar von der individuellen Beschaffenheit und vielerlei andern Ursachen abhängig ist, jedoch unleugbar ganz allgemein vorhanden ist. So wissen wir, dass ausser der Art des Brotes, des Gemüses oder des Obstes, welche genossen wurde, ein Glas Wasser vor dem Schlafengehen, ein Bad, oder die erste Cigarre am Morgen u. s. w. Momente sind, welche auf den Zeitpunkt der Defaecation ebenso regelmässig wirken, wie eine Weckuhr auf das Aufstehen. Nicht weniger bekannt ist der Einfluss, den die Gewohnheit hierbei ausübt; ferner was die Angst bei einem herannahenden Gewitter, das Bewusstsein einer bevorstehenden Reise, die Furcht vor Dieben und Ueberfall, das Kandidatenfieber u. s. w. gewöhnlich verursachen.

Ohne Zweifel ist bei vielen Menschen die Zeit, welche sie der Mahlzeit widmen, d. h. der Grad der Zerkleinerung der Nahrung, ein wichtiger Faktor für die Beschleunigung oder Verzögerung der Verdauung. Je mehr die Darmwand unnöthig gereizt wird, um so stärker wird die peristaltische Bewegung des Darmes sein und um so schneller legen die Speisen den zu durchlaufenden Weg zurück. Das Wort Mahlzeit wird, besonders von den schnell und gierig Essenden meist nicht in dem Sinne der Zeit für das „Mahlen" der Nahrung gedeutet, sondern nur als der Augenblick, in dem sie, eingedenk des *horror vacui*, in kürzester Zeit die meisten Schluckbewegungen zu machen haben.

Dass bei solchen Personen nicht nur ganze Samen (Erbsen, Bohnen), Fleisch- und Kartoffelstücke u. s. w. unversehrt verschluckt, sondern auch andere Gegenstände (Gräten und kleine Knöchelchen) genöthigt werden, als eine unnütze, bisweilen schädliche Beigabe den ganzen Körper zu durchlaufen, unterliegt keinem Zweifel und wird durch die Untersuchung der Faeces bestätigt.

Aehnliches beobachtet man, wenn unsere Mahlwerkzeuge in so schlechtem Zustande sich befinden und so wenig Mahlfläche bieten, dass die Nahrung nicht in dem Grade zerkleinert werden kann, der für die Vermischung mit den Verdauungssäften erforderlich ist. Grosse Speisebruchstücke entkommen dann durch die Höhlen, die allmählich zwischen den Palissaden des schlechten Gebisses entstanden sind. Wie viel Magenkranke hätten die Genesung in ihrer Gewalt, wenn sie Gabel und Messer verrichten liessen, was ihr mangelhaftes Gebiss oft nicht vermag!

Was während des Verbleibens der Speise im Verdauungstractus unter dem Einfluss der Verdauungssäfte, Enzyme und Bakterien nicht zur Resorption gelangt, verlässt den Körper nach kürzerer oder längerer Zeit. Doch darf man nun nicht glauben, dass alle Nährstoffe in diesem Falle dem Speisebrei entzogen wären; das Gegentheil ist wahr. Wenn wir auch wissen, dass in dieser Hinsicht der gierig Essende dem gut Kauenden, der seine Speisen der Extraktion zugänglich macht, nachsteht, so lehrt doch anderseits die mikroskopische Untersuchung der Exkremente, dass sogar von der feinst gemahlenen Nahrung noch immer bedeutende Mengen an Nährstoff mit der unverdaubaren Masse ausgeschieden werden.

Nehmen wir an, dass die Funktionen unserer Verdauungsorgane beschränkt sind, so ist es klar, dass nicht nur das Exkrementquantum, sondern auch das Quantum der darin enthaltenen Nährstoffe vergrössert wird, wenn wir mehr essen, als die Organe verarbeiten können. So findet man von im Allgemeinen leicht verdaulicher Nahrung, wie Fleisch und Fisch, nicht nur regelmässig mikroskopisch kleine Reste in den Faeces wieder, sondern auch auf makroskopischem Wege kann man bei allzu reichlichem Genuss solcher eiweissreichen Speisen aus den Faeces kleine Stückchen derselben mit den Nadeln aufnehmen. Selbstverständlich macht es einen Unterschied, ob das Fleisch gar oder weniger gar gekocht wurde, ob es von alten oder von jungen Thieren stammte.

Das Kochen, die Zubereitung mit Essig und der Einfluss des Magensaftes zusammen oder jedes für sich schwellen die häutigen, die Muskelfaser umgebenden Hüllen (das aus feinen verflochtenen Fäden sich zusammensetzende Bindegewebe) und machen sie gallertartig weich, infolgedessen die Muskelbündel sich leichter loslassen und auseinanderfallen. Bei älteren Thieren sind diese Häutchen stärker und zäher als bei jüngeren. Daher sind jene nicht so weich, nicht so leicht gar zu kochen und weniger durchdringlich als diese, wenn wir auch den in ihnen enthaltenen Eiweissstoffen denselben Nährwerth als denen in dem Fleisch junger Thiere beizulegen haben.

Aus dem nämlichen Grunde ist rohes Fleisch (Wurst, Rauchfleisch Schinken) weniger leicht verdaulich als gekochtes, und sind einmal getrocknete Membranen, sei es dass sie von Thieren (Stockfisch, Wurst, Platteisen — holl. Scharren) oder von Pflanzen (Heu, getrockneten Gemüsen und Früchten) herrühren, durch Aufnahme von Wasser nicht leicht wieder in ihren ursprünglichen Zustand zurückzuführen.

All diese Häutchen und Sehnen, sowie Knorpel, Knochenstückchen, Gräten und Schuppen von Fischen, die hornartige Schale von Garneelen, das beinartige Gerippe von Hummer und Krebsen, die Schalen und Häutchen von Eiern etc. werden als unverdaubare Bestandtheile unserer Nahrungsmittel zugleich mit den Exkrementen abgesondert. Man staunt über die grosse Widerstandsfähigkeit unserer Eingeweide und über ihre Passivität bei der Berührung mit den schärfsten und gefährlichsten fremden Gegenständen.

Nach dem Genuss von Kartoffeln, Erbsen oder Bohnen findet man in den kleinsten Theilchen der Exkremente, welche sich im Waschwasser absetzen, immer eine grosse Zahl isolirter, geschwollener Parenchymzellen, überfüllt mit Stärkekleister, welcher bei der Zubereitung der Speisen durch das Kochen aus der Stärke sich gebildet hat. Sind jedoch jene Nahrungsmittel gierig und unachtsam gegessen worden, so finden sich in den Faeces ganze und halbe Exemplare jener Samen und Kartoffelstückchen von gleicher Grösse, welche die Reise umsonst mitmachten und denen unnöthig Quartier gegeben wurde. Es ist sogar leicht, bei den in den Faeces gefundenen Stärke enthaltenden Zellen dieser Organe einen Unterschied zwischen gar und halbgar gekochten zu machen. Letztere haben die ursprüngliche meist gedehnte Form behalten, haben ziemlich dicke Wände und weisen noch häufig die Stärkekörner in der ihnen eigenthümlichen Form auf, erstere hingegen sind geschwollen zu isodiametrischen Figuren mit aufgeblasenen, dünnen Wänden, welche einen gelblich-grauen, formlosen Stärkekleister einschliessen.

Aus diesen Umständen erklärt sich auch leicht, warum der Bauer nicht alles, was Dünger heisst, für die Düngung seines Ackers in gleichem Grade werthvoll schätzt. Was nach dem Genuss eiweissreicher Nahrung in den Faeces übrig geblieben, hat für ihn, wie für die Pflanzen des Ackers, die sich davon nähren müssen, mehr Werth als der magere Kompost von Kasernen und Gefängnissen. Der Stickstoffgehalt der Nährstoffe ist der Maassstab seiner Bewerthung.

Betrachtet man die Beschaffenheit, in welcher die Speisereste in den Exkrementen sich befinden, so werden Brot, Eier, Kartoffeln, Mehlspeisen Fleisch, Fisch und saftige Früchte überhaupt am besten verdaut, d. h. von diesen Nahrungsmitteln kommen bei gehöriger Zubereitung und zweckmässiger Zerkleinerung die kleinsten Reste in den Exkrementen vor. Hingegen von zu hart gebratener Schweinsrippe und Rindslappen, von Roulade (Konservirung in Essig!), von zäher Kalbszunge, von gekochter oder gebratener Kalbsleber und selbst von hartgebratenem Kalbsfrikassé, sowie von schwarz gebratenen Zwiebeln, von schwarzen Gebäckrändern fand ich makroskopisch wahrnehmbare Ueberreste in den Faeces wieder.

Mit dem Fleisch von Geflügel werden gewöhnlich zugleich kleine Knöchelchen, Federchen und andere unverdaubare Theile verschluckt, die bei der makroskopischen Untersuchung der gereinigten Speisereste dem Auge des geübten Beobachters nicht entgehen. Dasselbe gilt von den unverdaubaren Gräten und Schuppen von Fischen und der hornartigen Schale von Garneelen; nicht weniger verschieden und mannigfaltig in der Form sind die unverdaubaren Ueberreste pflanzlicher Nahrungsmittel, die nach der Verdauung mit den Exkrementen ausgeschieden werden.

Die folgenden Seiten enthalten die Beschreibung der Kennzeichen jedes einzelnen dieser Objekte. Durch naturgetreue Abbildungen auf photographischem Wege erhalten, habe ich versucht, das Bild wiederzugeben, welches sich bei der Betrachtung dieser Gegenstände unter dem Mikroskop dem Beschauer bietet.

A. Die thierischen Nahrungs- und Genussmittel.

I. Fleisch.

Nach dem was im Vorhergehenden über das Fleisch mitgetheilt wurde, kann es uns nicht mehr wundern, dass nach dem Genuss von Fleischspeisen nicht nur Knöchelchen, Sehnen und Blutgefässe, sondern auch Bindegewebe, welches durch das Kochen nicht zu Leim geworden, sowie Fleischstückchen von verschiedener Grösse, unverändert den Körper verlassen.

Das Bindegewebe zeigt sich in den Speiseresten als ein mehr oder weniger verworrenes Netz von schlüpfrigen weisslich-gelben Fäden und Häutchen, die der Entwirrung starken Widerstand entgegen setzen und meist faserige Elemente pflanzlichen Ursprungs (Gefässbündel) und noch andere Objekte enthalten.

Mikroskopisch lässt Bindegewebe sich erkennen als ein starkes Geflecht äusserst feiner, langer, massiver Fäden, die höchstens 3—4 Mikr. dick sind, eine gelbe oder gelbweisse Farbe haben und keine Querwände zeigen (Fig. 1).

Die Fleischreste sind der Grösse und der Form nach verschieden. Bisweilen nimmt man sie wahr als Bündel faseriger Stückchen, die alle Merkmale des Fleisches behalten haben und dadurch, sowie durch ihre Gestalt, bei der makroskopischen Untersuchung sich sofort kenntlich machen. Makroskopisch wahrnehmbare Speisereste von Fleisch sind jedoch nicht immer vorhanden; mikroskopische hingegen sind nach dem Fleischgenuss wohl stets in dem Bodensatz des Waschwassers zu finden. Aeusserst geringe mikroskopische Fleischreste können von den wenigen Fleischfasern herrühren, die sich durchgehends im mageren Speck befinden.

Diese Bündel bestehen aus einer grossen Menge Muskelfasern, die sich als feine Fäden zeigen. Letztere haben von den Gallenfarbstoffen eine gelbe Färbung erhalten und lassen sich mittels Nadeln leicht entwirren.

Die Dicke der Muskelfasern ist sehr verschieden und nicht an jeder Stelle dieselbe. Diejenigen von Kalbszunge hatten eine Dicke von 26—80 Mikr.; die von Rindslappen 33—83 und von Roulade 23—115 Mikr. Die nämliche Faser war an einer Stelle 63, an der anderen 80 Mikr. dick.

Fleisch, welches zu hart (schwarz) gebraten ist, gibt mehr unverdaute Ueberreste, da die Eiweissstoffe durch die zu hohe Temperatur in einen für die Einwirkung der Verdauungssäfte unzugänglichen Zustand übergeführt wurden.

Ich war einmal in der Lage wahrzunehmen, wie von solchem schwarz gebrannten Fleisch die Primitiv-Bündel zickzackweise eingeschrumpft waren (Fig. 2).

Das mikroskopische Kennzeichen der Muskelfaserreste besteht hauptsächlich in den Querstreifen, die sogar bei den kleinsten Fragmenten (jedoch nicht immer!) wahrgenommen werden, wenn man sie bei hinreichender Vergrösserung betrachtet (Fig. 3 und 4).

Dass die mikroskopisch kleinen Reste von Muskelfasern, mit anderen Speiseresten gemischt, in dem Bodensatz des Waschwassers zu suchen sind, ist selbstverständlich (Fig. 5, 6 und 7).

Erstere zeigen sich als gelbe oder gelbbraune Stäbchen und Blättchen von verschiedener Grösse, mit meist abgerundeten, gleichsam abgeschliffenen Ecken, und Querstreifen. Die Stückchen, bei denen diese Zeichnung nicht mehr wahrnehmbar ist, nennt man glatt.

II. Geflügel.

Bei der Untersuchung der Speisereste von Geflügel und der Bestimmung des Ursprungs derselben, beachte man, dass mehrere Vögel (Rebhühner, Enten, Gänse, Fasanen, Schnepfen etc.) als Speise meist nur in bestimmten Monaten des Jahres genossen werden.

Gilt für das Fleisch sowohl, wie für die schwarz gebratenen und dadurch unverdaubar gewordenen inneren Organe: Leber, Magen und Herz, was vorhin von Fleisch in allgemeinerem Sinne gesagt wurde, so bieten die Speisereste von Vögeln durchgehends doch in hinreichendem Maasse Kennzeichen, durch die sie vom Fleisch der Säugethiere mit Bestimmtheit unterschieden werden können.

So konnte ich nach dem Genuss einer gebratenen Kriekente — holl. Taling — (*Anas Crecca*) aus den Speiseresten nicht nur kleine Knöchelchen, sondern auch geschlossene Ringe der Luftröhre (trachea) absondern, und die mikroskopische Untersuchung einiger rautenförmig gezeichneter Häutchen, welche ich isolirt hatte, zeigte, dass ich es mit der von Federn abgelösten Haut zu thun hatte, aus welcher einzelne rudimentäre Federchen, zum Theile noch von den häutigen Scheiden umgeben, hervorragten (Fig. 8 und 9). Eins der im Waschwasser frei herumschwimmenden Federchen der Kriekente zeigt Fig. 10.

Enten — holl. Eenden (*Anas boschas*), Hühner — holl. Kippen (*Gallus domesticus*), Rebhühner — holl. Patrijzen — (*Perdix rubra*) und andere Vögel lassen in der Regel die Spuren ihres zeitweiligen Verbleibens im Verdauungstractus in der Form feiner Flaumfederchen zurück, die an der Oberfläche des Waschwassers der Faeces schwimmen. Die Farbe dieser Reste sagt uns sogar, ob der genossene Vogel weiss oder schwarz gefiedert gewesen (Ente: Fig. 11, Huhn: Fig. 12).

Es ist hier der Ort, mit wenigen Worten zu erwähnen, dass kleine Stückchen von Eierschalen öfters nach dem Genuss von Eiern (hauptsächlich auf Salat!) in den Exkrementen wahrgenommen werden. Wenn man im Uebrigen auch zugeben muss, dass harte Eier ebensowenig wie weiche nach dem Genusse irgend eine Spur zurücklassen, so ist das doch nicht der Fall mit in der Pfanne gebackenen Eiern, gewöhnlich Spiegeleier genannt. Von diesen findet man gewöhnlich kleine braune, poröse Blättchen, bis zu einer Grösse von 100 mm$_2$, welche nichts anderes sind als gebratenes Eiweiss, das durch den Uebergang in eine hornartige Modifikation unlöslich und infolgedessen unverdaubar geworden ist.

III. Fische.

Fast ausnahmslos führt jeder, der Fisch isst, mit dem Fleisch, sei es bewusst oder unbewusst, unverdaubare Gräten und Schuppen nach dem Magen ab.

Werden die Gräten bald wieder ausgeschieden, so kommen sie unverändert, höchstens ein wenig dunkelgefärbt, hervor. Meist sind sie jedoch wie die Schuppen durch Gallenfarbstoff dunkelgelb oder braun gefärbt.

Sind die Gräten so scharf und widerhakig, dass sie zwei oder drei Tage brauchen um hervorzukommen, so werden sie, gleich den Schuppen, braunschwarz gefärbt ausgeschieden.

Diese harten Gegenstände weisen vorkommenden Falls nicht nur auf Fischgenuss hin, sie geben überdies durch die Form und Grösse ein sehr brauchbares Material für die Erkennung der Art ab. Man hat nur die groben Gräten von Kabeljau — holl. Kabeljauw — (*Gadus callarias*), Flunder — holl. Bot — (*Pleuronectes flesus*), Seezunge — holl. Tongen — (*Solea vulgaris*) oder Schellfisch — holl. Schelvisch — (*Gadus aeglefinus*) mit den feinen Gräten von Anchovis — holl. Ansjovis — (*Engraulis encrasicholus*), Aal — holländ. Paling — (*Anguilla vulgaris*), Stint — holl. Spiering — (*Osmerus eperlanus*), Sardinen — holl. Sardines — (*Clupea pilchardus*) und Sprotten — holl. Sprot (*Clupea sprattus*) zu vergleichen, um zu einem sicheren Schluss zu gelangen.

Von Stint, Sprotten und Sardinen fand ich ausser haardünnen Gräten auch schön präparirte Wirbel, von Sprotten neben Gräten und Wirbeln auch Schuppen (Fig. 13), von Flussbarsch — holl. Baars — (*Perca fluviatilis*) (Fig. 14) — und Hecht — holl. Snoek — (*Esox lucius*) (Fig. 15) zierlich gezeichnete Schuppen in den Exkrementen wieder. Bei starker Vergrösserung zeigten sich die Schuppen des Hechtes mit rautenförmigen Blättchen bedeckt (Fig. 16).

Nach dem Genuss eines gekochten Flussbarsches konnte ich mehr als hundert Schuppen aus meinen Faeces absondern, wenn auch schon einige Tage vergingen, bevor ich meine Rechnung abschliessen konnte. In der

Fische. 25

eigenthümlichen zackigen Form dieser Schuppen scheint der Grund gelegen zu sein, dass sie an verschiedenen Stellen in den Falten der Darmschleimhaut sitzen bleiben.

Wenn es auch wahr ist, dass das Einmachen von Fisch in Essig (mariniren) die Gräten weich und biegsam macht, so muss dennoch gesagt werden, dass solche Gräten in den Speiseresten sich durch nichts von denen auf andere Weise zubereiteter Fische unterscheiden. Es ist ein Irrthum, zu glauben, dass die durch Essig geweichten Fischgräten verdaulich wären. Selbst die feinsten Gräten von marinirtem Aal, Alse — holl. Elft — (*Clupea alosa*) und Häring — holl. Haring — (*Clupea harengus*) kommen in gleicher Zahl und ebenso hart, wie sie vor dieser Zubereitung waren, in den Exkrementen an den Tag.

Einen deutlichen Hinweis auf marinirten Fisch findet man in der gleichzeitigen Anwesenheit der Gewürze, welche beim Mariniren in Anwendung zu kommen pflegen (Gewürznelken, Muskatblüthe, Fenchel, Piment).

Kabeljau hat zierliche Schuppen, die eirund oder rund sind, Körbchen ähnlich aussehen und eine in eine grosse Menge tangential verbreiteter Fächlein eingetheilte Oberfläche haben (Fig. 17).

Nach dem Genuss von Steinbutt — holl. Tarbot — (*Rhombus maximus*) fand ich in meinen Exkrementen immer eine kleine Zahl knochichter, sternförmiger Blättchen, denjenigen ähnlich, welche bei diesem Fisch an der Hautfläche vorkommen.

Was über das Vorkommen unverdaubarer Fleischstückchen in den Speiseresten gesagt ist, gilt nicht für den Fisch. Es ist mir wenigstens niemals gelungen, auch nicht nach überreichlichem Fischgenuss, andere als nur mikroskopisch kleine Ueberreste von dem Fisch wiederzufinden, Stockfisch — holl. Stokvisch — (*Merluccius vulgaris*) ausgenommen, eine Fischart, die wegen des Trocknungsprocesses, dem man sie unterworfen, nicht mit frischem Fisch auf eine Linie gestellt werden kann.

Wie aus Fig. 18 ersichtlich, können die weissen Muskelfasern der Fische, sowie die rothfarbigen von Säugethieren und Geflügel, sehr verschiedenes Maass zeigen (bei Stockfisch: 85, 150 und 230 Mikr. Dicke).

Bei 105facher Vergrösserung entdeckt man bei diesen Muskelfasern die Querstreifen noch nicht und möchte man sie für glatt halten. Fig. 19, eine Abbildung der Muskelfasern von gekochter Alse, 435fach vergrössert, lässt die Querstreifen hingegen deutlich wahrnehmen.

Die mikroskopisch kleinen Speisereste von Fleisch und von Fisch sind schwer von einander zu unterscheiden. Erstere sowohl als letztere werden durch Gallenfarbstoffe mehr oder weniger gefärbt und können quergestreift oder glatt sein (s. Fig. 5 und 7: Salzfisch — holl. Zoutevisch — und Alse).

Von dieser Thatsache habe ich mich überzeugt, indem ich zwei Tage nach einander ausschliesslich von Fisch lebte; ich konnte dann konstatiren, dass die Speisereste von Fisch unter dem Mikroskop von denen von Fleisch sich nicht unterscheiden lassen. Allerdings nahm ich wahr, dass die Querstreifung der Muskelfaserreste von Fisch schneller als diejenige der Fleischfasern verschwindet (Fig. 20).

Als Eigenthümlichkeit sei hier noch erwähnt, dass ich nach dem Genuss von Aal in den Exkrementen eine Gräte fand, deren Ende wie eine Peitschenschlinge spiralig gewunden war (Fig. 21). Nach dem Genuss von gebackenem Flunder fand ich sogar Fragmente kleiner weisser Muschelschalen, die bei der unachtsamen Reinigung im Fische geblieben waren.

IV. Schalthiere.

Von den zehnfüssigen Schalthieren haben wir nur die Garneele — holl. Garnalen — (*Crangon vulgaris*) zu erwähnen, die während des grössten Theiles des Jahres in so grosser Menge längs der Nordseeküste gefangen wird, dass der Genuss derselben in den Niederlanden wenigstens als allgemein vorausgesetzt werden kann.

Garneelen sind niemals so tadellos gereinigt, so vollkommen ihrer hornartigen Schale befreit, dass nicht nur kleine unverdaubare Ringe, sondern auch Taster und Füsse dieser Thierchen mit der eigentlichen Nahrung zugleich verschluckt würden.

Man findet diese Gegenstände, die beim Durchgang durch den Körper dunkelfarbiger geworden sind, bei der makroskopischen Untersuchung der Speisereste, und erkennt ihre Herkunft sofort, wenn man sie durch das Mikroskop betrachtet.

Die Ringe der Schale zeigen am Rand zahlreiche flossige Haare, unter denen kleine ohne Flossen vorkommen, die kugelförmige Ausdehnungen zeigen (Fig. 22).

Von den Füssen gibt Fig. 23 eine Abbildung: eine Centralachse, aus zwei Reihen viereckiger Segmente aufgebaut, welche sich bald gegenüber stehen, bald alterniren, trägt zu beiden Seiten zahlreiche Sprossen, an den Segmentgrenzen eingepflanzt, und an dem inneren (der Centralachse zugewandten) Rand mit feinen Haaren versehen. Jedes einzelne Segment trägt wieder ein steifes Haar.

Die Taster oder Fühlhörner, die makroskopisch als steife Borsten wahrgenommen werden, zeigen bei der mikroskopischen Untersuchung ein heller gefärbtes Spiralband (Fig. 24).

Diese Merkmale sind so deutlich und beweiskräftig, dass die Erkennung der Garneelen in Speiseresten nicht die geringste Schwierigkeit bietet.

B. Die pflanzlichen Nahrungs- und Genussmittel.

I. Gemüse.

Gemüse tragen nicht wenig zur gehörigen Vertheilung der eigentlichen Nährstoffe im Speisebrei bei. Zwischen den eiweissreichen Theilchen von Fleisch und Fisch verbreitet, erleichtern sie die Einwirkung der Verdauungssäfte, die das Eiweiss in Pepton und die Stärke in Zucker zu verändern haben.

Die zum grössten Theil unverdauliche Cellulose[1]), woraus die Wände der Pflanzenzellen bestehen, fördert ihrerseits die Vertheilung der Kohlenhydrate und Eiweissstoffe im Speisebrei, wodurch den Agentien, die diese unlöslichen Stoffe in lösliche umsetzen, eine grössere Berührungsfläche geboten wird.

Wenn diese Umsetzungen stattfinden sollen, ist es nothwendig, dass die Zellwand zerbrochen und der Inhalt der Zelle den chemischen und zymothischen Einflüssen zugänglich gemacht wird. Dieses wird zum Theil erreicht durch: 1. die mechanische Zerkleinerung der Gemüse vor der Zubereitung; 2. das Kochen; 3. das Feinmahlen im Munde.

Kommt diese Zermalmung nicht zu Stande — und solches ist bei sehr vielen Zellen der Fall — so wird der Inhalt der Zellen der Einwirkung der Agentien von Aussen so gut wie entzogen und die Zellen mit ihrem Inhalt verlassen den Körper unverändert. Damit soll andererseits aber nicht gesagt sein, dass der Nährstoff aller wohl zermalmten Zellen auch immer verdaut würde. Auch von dem verdaubaren, freigemachten Inhalt werden sehr grosse Quantitäten ausgeschieden, die sich also an der eigentlichen Ernährung nicht betheiligen. Die zahlreichen unversehrten Zellen mit ihrem werthvollen, nahrhaften Inhalt sind es allerdings zumeist, die dem Mikroskopiker eine Vorstellung von der grossen Nahrungsmasse geben, welche, ohne sich an der Ernährung zu betheiligen, den Körper nutzlos durchläuft.

Aus der Untersuchung von Exkrementen, welche zum Theile aus Gemüseresten bestehen, lernen wir die grosse Bedeutung junger Pflanzentheile für die Verdauung erkennen. Nicht ohne Grund zieht die Hausfrau beim Einkauf junge, frische Gemüse den älteren vor. Sie weiss aus Erfahrung, dass

---

[1]) H. Weiske (Zeitschr. f. Biologie, 1870) hat dargethan, dass Cellulose unzweifelhaft an der Ernährung sich betheiligt.

letztere viel längere Zeit brauchen, um gar zu kochen, und dann noch oft hart und zähe sind. (Man verwechsle diesen Fall nicht mit solchen, wo man beim Kochen von Hülsenfrüchten kalkhaltiges (hartes) Wasser benutzt und versäumt hat, ein wenig doppeltkohlensaures Natron dem Wasser zuzufügen, um den Kalk, der mit dem Legumin eine unlösliche Verbindung bildet, unschädlich zu machen.)

Mit dem Fortschritt des Wachsthums sind die Wände der Zellen dicker und stärker geworden; häufig hat sich ein Stoff (Lignin) darin abgesetzt, der durch kochendes Wasser nicht mehr erweicht werden kann, und diese beiden Umstände verhindern, dass die Wände zerrissen werden und der beim Kochen schwellende Inhalt der Zellen heraustritt.

Getrocknete und durch Salz konservirte Gemüse geben mehr unveränderte Speisereste als frische, woraus man schliessen darf, dass erstere weniger verdaulich sind als letztere.

Die makro- und mikroskopische Untersuchung der Speisereste kann für mehrere Gemüsearten wie: Hülsenfrüchte, Spargeln, Gartenerbsen, Rhabarber etc. ohne weiteres die Antwort geben auf die Frage, ob sie jung und frisch, weniger jung, oder nicht gar gekocht gewesen sind, als sie gegessen wurden.

Wie Gemüsearten und Zukräuter, wie Kopfsalat, Gurken, Zwiebelchen, Radieschen, Petersilie, Dragon etc., welche man roh geniesst, in den Exkrementen auftreten, lässt sich leicht erklären. Sie kommen in denselben fast unverändert vor, jedoch der löslichen Salze und aromatischen Stoffe beraubt.

Ist der Koch so vernünftig gewesen, beim Zubereiten der Erbsensuppe die Erbsenschalen als eine unnütze Beigabe zu entfernen, so wird der Mikroskopiker dennoch bei der Untersuchung der Speisereste eine grosse Menge mit Stärkekleister gefüllter Parenchymzellen in dem Bodensatz des Waschwassers finden, und in forensischen Fällen aus der gleichzeitigen Anwesenheit von Lauch und Sellerie schliessen dürfen, dass die Nahrung aus Erbsensuppe bestanden hat.

Bei weitem die meisten Gemüsearten sind bei der makroskopischen Untersuchung so leicht erkennbar, dass man nur die mikroskopischen Kennzeichen einer jeglichen Art mit der betreffenden Beschreibung und Abbildung zu vergleichen hat, um die Diagnose richtig zu stellen.

Nicht wenig trägt die eigenthümliche Form, worin die Gemüse in der Regel gegessen werden, zu dieser Erkennung bei. So könnte man zwar, was die Form dieser Speisereste betrifft, zweifeln zwischen Spargeln, Lauch und Rhabarber einerseits, oder zwischen Spinat, Grünkohl, Gartensauerampfer anderseits; aber eine Verwechslung zwischen Kopfsalat und Portulak, zwischen Schnittbohnen und Salatbohnen, zwischen Erbsenschoten und Rothkraut ist undenkbar.

Obgleich man bei dem Worte Gemüse unwillkürlich geneigt ist, an grüne Pflanzentheile zu denken, so haben bei weitem nicht alle Gemüse eine grüne Farbe und werden diese Nahrungsmittel bekanntlich nicht blos von

Blättern und Stengeltheilen, sondern auch von den verschiedensten Pflanzenorganen geliefert.

So sind zu rechnen unter die

Blumen	die fleischig gewordenen Inflorescenzen von *Brassica oleracea* var. *Botrytis* (Blumenkohl).
Früchte	Erbsenschoten, Gurken, Oliven, Salatbohnen Schnittbohnen, Stachelbeeren.
Samen	Bohnen, Gartenerbsen.
Blätter	Beifuss, Bimbernell, Bohnenkraut, Brennnesselblätter, Brütkastensalat, Cichorie, Endivie, Feldsalat, Gartensauerampfer, Kerbel, Kettensalat, Kohlsorten, Kopfsalat, Petersilie, Portulak, Spinat, Steckrübenstengel, Winterspinat.
Blattstiele und Stengel . .	Rhabarber, Spargeln.
Zwiebeln	Schalotten, Zwiebeln.
Knollen	Kartoffeln.
Wurzeln	Kohlrüben, Möhren, Radieschen, Runkelrüben, Schwarzwurz, weisse Rüben.

In den folgenden Zeilen habe ich versucht, die makro- und mikroskopischen Kennzeichen für jede einzelne Gemüseart möglichst deutlich zu beschreiben; die Arten sind in drei Gruppen eingetheilt: 1. nährende, 2. nicht-nährende und 3. aromatische Gemüsearten.

a) Nährende Gemüse.

Zu dieser Gruppe werden die Arten mit verhältnissmässig hohem Nährwerth gerechnet, sei es dass die Eiweissstoffe (wie bei Erbsen und Bohnen), oder die Stärke (wie bei Kartoffeln), oder der Zucker (bei Runkelrüben und Möhren) dabei als Nährstoffe in den Vordergrund treten. Wir ordnen sie alphabetisch:

Bohnen	*Phaseolus vulgaris*.
Buffbohnen	*Vicia Faba*.
Erbsen	*Pisum sativum*.
Gartenerbsen	*Pisum sativum*.
Kartoffeln	*Solanum tuberosum*.
Möhren	*Daucus Carota*.
Runkelrüben	*Beta vulgaris* var. *Rapa*.

Von den stärkehaltigen Knollen (Kartoffeln) und Samen (Bohnen, Erbsen und Gartenerbsen) sei noch erwähnt, dass die nährende Kraft dieser Pflanzentheile erst dann zur Geltung kommt, wenn 1. die Stärke durch Kochen in Stärkekleister verändert ist, und 2. der auf diese Weise gebildete Kleister in der Zelle durch Reissen der Zellenwand der Einwirkung der Verdauungssäfte, die denselben in löslichen Zucker umzuändern haben, zugänglich gemacht worden ist.

Rohe Stärke ist unverdaulich, halbgar gekochte gleichfalls. Daher werden nicht gar gekochte Erbsen und Bohnen, welche unversehrt verschluckt wurden, nicht nur als ganze Erbsen und Bohnen ausgeschieden, sondern auch die Stärke in den Zellen dieser Samen ist nur wenig geschwollen und der Umriss eines jeglichen Kornes kann mikroskopisch noch in den Exkrementen wahrgenommen werden (Fig. 39).

Bohnen — holl. Boonen —. Unter Bohnen im engeren Sinne sind hier die zum Genuss im Winter getrockneten Samen verschiedener Arten und Varietäten der Gattung *Phaseolus* gemeint, nicht aber die Hülsen, worin sie eingeschlossen waren.

Nach der Farbe der äusseren Samenhaut werden sie schwarze und weisse Bohnen (eine besondere Art weisser Bohne „Schnittbohnen" — holl. Snijboonen oder Krombekken —) genannt, während solche, die eine andere Farbe haben oder gefleckt oder punktirt sind, andere Namen tragen (Prunkbohnen, Schminkbohnen, Speckbohnen), aber durch Kochen hinsichtlich der Farbe (*testaceus, latericius* Saccardo, Chromotaxia No. 18 und 19) den schwarzen Bohnen ähnlich werden.

Wie bekannt, gehören Erbsen und Bohnen zu den eiweisshaltigsten pflanzlichen Nahrungsmitteln (23 Proc. Eiweissstoffe, 2 Proc. Fett, 53—54 Proc. Kohlenhydrate), ein Vorzug, der zum Theile wieder in den Schatten gestellt wird durch die geringere Verdaulichkeit und die Anwesenheit einer zähen, unverdaubaren Schale, die bei der makroskopischen Untersuchung der Speisereste Denunciantin ist.

Diese Schalen sind von schwarzen Bohnen braun und undurchsichtig, von weissen Bohnen weiss und halbdurchsichtig. Bei vielen Schalen kann man den Nabel (*hilus*) der Samen als eine kleine eirunde Figur mit unbewaffnetem Auge wahrnehmen.

Nach dem Genuss von Bohnen kann man aus den Speiseresten der meisten Menschen, auch derjenigen, die nicht gierig essen und ein gutes Gebiss haben, ganze oder halbe Exemplare absondern, die ihren Inhalt unverändert behalten haben.

Ausser den erwähnten lederartigen Schalen, die die äussere Samenhaut bildeten (Fig. 25), finden sich viele dünnere, fächerförmig geäderte, braune oder weisse Häutchen vor, die von der inneren Samenhaut herrühren (Fig. 26).

Erstere besteht aus zwei Schichten: einer äusseren aus aneinandergeschlossenen länglichen Zellen (Palissaden), die mit ihrer längsten Achse senkrecht auf der Oberfläche stehen und 30—56 Mikr. lang und 16 Mikr. dick sind (Fig. 27), und einer inneren von 4—5 eckigen Zellen (von Moeller die „Trägerzellen" der Säulenschicht genannt), deren Wände verdickt sind und die einen gut ausgebildeten monoklinischen Krystall von Calciumoxalat als Inhalt haben (Fig. 28 u. 29, die letztere bei 435 facher Vergrösserung).

Die Zellen, die das Schwammparenchym des Nabels bilden, haben die bizarrsten Formen. Sie besitzen hornartige, verdickte Wände und Sprossen, mit denen sie untereinander verbunden sind (Fig. 30).

Von dem Parenchym der Kotylen, deren Zellen mit Stärkekleister gefüllt sind, und die, ausser in ganzen und halben Bohnen, auch im Bodensatz des Waschwassers in grosser Menge gefunden werden, gibt Fig. 31 eine Abbildung.

Buffbohnen — holl. Tuinboonen —. Obgleich die Stammpflanze der Buffbohnen, ebenso wie die der übrigen Bohnen und Erbsen, zu der Familie der Papilionaceen gehört, trägt sie dennoch einen andern Gattungs- und Artnamen und kommen Buffbohnen nicht von *Phaseolus*, sondern von *Vicia Faba* her.

Sie werden fast ausschliesslich unreif gegessen, besonders die von *Vicia Faba major* (*Vicia Faba minor* gibt die Pferdebohnen).

Die Schale der Buffbohne ist lederartig und viel dicker als die andrer Bohnen. Sie ist fast unverdaubar und findet sich deshalb unverändert in den Exkrementen wieder, d. h. alle Stücke der Schalen in derselben Form und Grösse, welche sie durch die Mahlwerkzeuge erhalten haben. Bisweilen bilden auch ganze und halbe Samen, oder die grünlich-braunen Fragmente der Kotylen die sehr voluminösen Speisereste dieses übrigens sehr nahrhaften Gerichts.

Die dicksten dieser Membranen sind es, welche uns bei der makroskopischen Untersuchung sofort erkennen lassen, ob wir es mit den Samen der *Vicia*, oder aber mit denen des *Phaseolus* zu thun haben. Das kennzeichnende Merkmal liegt nämlich in der Form des Nabels, und in der von demselben eingenommenen Stelle. Bei Buffbohnen erscheint er als eine verlängerte Ellipse an der Spitze, bei den Samen des Phaseolus als ein Oval in der Mitte des Bauchrandes.

Bei rohen Buffbohnen hebt sich der Nabel, da er tief schwarz ist, von der Umgebung sehr ab, bei gekochten ist dieser Unterschied der Farbe nicht mehr wahrnehmbar.

Die mikroskopischen Kennzeichen der Samenhaut weichen nur wenig von den für Bohnen beschriebenen ab. Die Palissaden lassen sich nur mühsam lösen (Fig. 32). Leichter ist dies möglich bei der darauf folgenden Trägerzellenschicht (Fig. 33), welche mit der Nadel von der Innenseite der Schale entfernt werden kann. Den Zusammenhang dieser zwei Schichten der Samenhaut stellt Fig. 34 (Durchschnitt einer rohen Buffbohne) dar.

Es zeigt sich, wenn man die grünlich-braunen Kotylenfragmente zwischen Objekt- und Deckglas zusammenpresst, dass dieselben in höherem Grade gallert- oder knorpelartig sind, als bei anderen Bohnen (Fig. 35). Die Zellen lösen sich nicht so leicht, und zeigen einen olivenfarbigen, feinkörnigen Inhalt, worin ein Korn von eiweissartiger Natur durch seine Grösse hervorragt und durch Jod nicht blau gefärbt wird. Der hohe Eiweissgehalt dieser Samen ist auch die Ursache dafür, dass der Zellinhalt nur theilweise durch Jod blau gefärbt wird, während der anderere Theil braun bleibt.

Erbsen und **Gartenerbsen** — holl. Capucijners und Doperwten sind die Samen der Varietäten einer und derselben Gattung und Art *Pisum sativum*.

Zwischen den makro- und mikroskopischen Merkmalen der Speisereste beider besteht nur ein so geringer Unterschied, dass wir sie in einer Beschreibung leicht zusammenfassen können.

Gilt im Allgemeinen für diese Samen, was oben von Bohnen gesagt wurde, so wird es dennoch Niemand schwer fallen, die dicken braunen Schalen getrockneter Erbsen (des Gemüse- und Mehlhändlers) von den viel dünneren grünlich-gelben frischer Erbsen und Gartenerbsen zu unterscheiden.

Fig. 36 (der dunkle Theil) stellt eine Flächenansicht der dunkelfarbigen Samenhaut reifer, getrockneter (brauner) Erbsen dar, und die nämliche Samenhaut, in ihre Elemente, die Palissaden, zergliedert. Fig. 37 zeigt uns diejenige kleiner Gartenerbsen, wobei ein Theil der Trägerzellenschicht sichtbar ist, während Fig. 38 erkennen lässt, wie dünnwandig und zart d. h. frisch die Zellen des Palissadengewebes bei sehr jungen Gartenerbsen sind.

Von dem stärkemehlhaltigen Parenchym der Kotylen haben die Zellen der nicht gar gekochten Erbsen ihre ursprüngliche, mehr oder weniger eirunde Form behalten, und sind die Umrisse der wenig veränderten Stärkekörner noch sichtbar (Fig. 39, von Gartenerbsen — Fig. 40, von braunen Erbsen); diejenigen der gar gekochten Erbsen hingegen sind zu isodiametrischen Figuren geschwollen und dermassen mit einem graufarbenen Kleister angefüllt, dass die stark ausgedehnte Zellwand nur mühsam wahrnehmbar ist (Fig. 41).

Als eine Eigenthümlichkeit sei noch erwähnt, dass ich nach dem Genuss brauner Erbsen in dem Bodensatz des Waschwassers der Faeces mehrmals Milben (*Tyroglyphus farinae*) fand, die aus dem Hause des Mehlhändlers nach der Küche und mit den Erbsen in meinen Magen übergegangen waren (Fig. 42).

Kartoffeln — holl. Aardappelen — die Knollen des *Solanum tuberosum*.

Der meist reichliche Kartoffelgenuss bringt es mit sich, dass fast immer makroskopisch kenntlich gelbe oder weisslich-gelbe Kartoffelstückchen in den Speiseresten und immer kleinere Theilchen im Bodensatz des Waschwassers aufgefunden werden. Aus den grösseren Stückchen ragt oft ein gelber Faden (Gefässbündel) hervor.

Bisweilen haben jene Fragmente eine bläulich-grüne oder gelbrothe Farbe, welche durch pflanzliche Farbstoffe aus Gemüsearten verursacht wird (Rothkraut, Runkelrüben), welche die Reise durch den Darmkanal mitmachten. Ist dieses der Fall, so wird die blaugrüne Farbe durch verdünnte Schwefelsäure in roth verändert.

Kartoffeln werden im Winter geschält, im Sommer geschabt (sogenannte „neue" Kartoffeln). Im ersteren Falle erwarte man nicht Theile der Schale in den Speiseresten auffinden zu können; im letzteren Falle hingegen werden die Kartoffeln nicht so vollständig von der Schale befreit, dass nicht kleine gelbbraune Häutchen derselben in den Exkrementen zu entdecken wären.

Die mikroskopische Untersuchung dieser Häutchen lehrt uns, dass dieselben von zweierlei Beschaffenheit sind. Das äussere besteht aus einem Gewebe von einigen Schichten rauchfarbener isodiametrischer Korkzellen

(Fig. 43); das innere aus einem Gewebe dünnwandiger Parenchymzellen, welche die Eigenthümlichkeit besitzen, dass sie einen kleinen rauchfarbenen Krystall (Hendyoëder) von Calciumoxalat enthalten[1]). Zwischen diesen zwei Schichten kommen entweder vereinzelte oder gruppirte Idioblasten vor: Zellen, die sowohl durch Abmessung als durch Form und Bauart von denen der nächsten Umgebung abweichen (Fig. 44).

Die Speisereste der nahrhaften Theile der Kartoffel, sowohl die makroskopisch als auch (in dem Bodensatze des Waschwassers) die mikroskopisch wahrnehmbaren, bestehen aus isodiametrischen Parenchymzellen, mit einem grau-gelben feinkörnigen Stärkekleister gefüllt, der durch Jod violett oder blau gefärbt wird. An dieser Verfärbung betheiligen sich die dünnen Zellwände nicht (Fig. 45).

Möhren — holl. Wortelen —. Selbst von sehr jungen frischen Möhren (Wurzel des *Daucus Carota*) fand ich in den Exkrementen immer orangefarbene Speisereste wieder. Daraus ersieht man, wie widerstandsfähig der Farbstoff ist, der diesen unterirdischen Pflanzentheilen eigen ist. Dieser Farbstoff setzt uns in den Stand, solche Reste makro- und mikroskopisch von andern zu unterscheiden. Sei es, dass es sich hierbei handelt um durchsichtige Fragmente, die ganz aus Parenchym bestehen und leicht zwischen Objekt- und Deckglas zusammengepresst werden können — sei es, dass überdies starke Gefässbündel an der Zusammensetzung betheiligt sind — der orangefarbene Farbstoff in den Parenchymzellen ist es, der zu unregelmässigen Figuren ausgebildet, welche einmal Körnern, ein anderes Mal mehr Stäbchen ähnlich sind, bei der mikroskopischen Untersuchung der Speisereste von Möhren die Diagnose ermöglicht (Fig. 46).

Runkelrüben — holl. Bieten —. Wer Runkelrüben (die Wurzel des *Beta vulguris* var. *Rapa*) in den Faeces an der rothen Farbe erkennen wollte, würde sich bei der Untersuchung enttäuscht finden, da dieselben ebenso wie Rothkraut, ihren in dem Zellsaft aufgelösten Farbstoff auf dem Wege durch den Darmkanal verlieren. Bleiben die Runkelrüben jedoch nur 15—20 Stunden im Körper, so scheiden sich die Reste derselben mit deutlich rothbrauner Farbe aus. Es sind darin noch rothe Runkelrübenstückchen makroskopisch wahrnehmbar, die ihren Farbstoff sofort dem Waschwasser abgeben und dieses gelbroth färben.

Speisereste von Runkelrüben machen sich makroskopisch durch das Vorkommen gelblich-grüner oder gelbbrauner glasiger Stückchen von verschiedener Form und Grösse bemerkbar, woraus bisweilen faserige Elemente (Gefässbündel) hervorragen, deren Lauf man mit dem Auge im durchsichtigen Parenchym verfolgen kann. Man könnte diese Stückchen mit den gleichartigen von Kohlrüben und weissen Rüben, die homogenen mit denen von

---

[1]) Dieses Hendyoëder gehört zu dem monosymmetrischen System und wird von einigen wegen seiner Uebereinstimmung mit dem Rhomboëder auch wohl „rhomboëdrisches Oxalat genannt. (Tschirch, Angewandte Pflanzenanatomie, S. 104).

Succade, denen sie sehr ähnlich sehen, verwechseln, wenn die Speisereste von Runkelrüben sich nicht mikroskopisch scharf unterschieden: 1. durch die viel grösseren Dimensionen und die geringere Dicke der Wände der Parenchymzellen, und 2. durch ihre mit tetragonalen Krystallen von Calciumoxalat vollgepfropften Schläuche, die mit den Gefässbündeln parallel laufen (Fig. 47). In den Parenchymzellen werden grosse Krystalle (Briefumschlagform) jenes Salzes wahrgenommen.

Die grösste Längeache der Parenchymzellen beträgt 350 bis 550 Mikr.

b) Nicht-nährende Gemüse.

Zu dieser Gruppe gehören bei weitem die meisten Gemüsearten, welche genossen werden.

Aus dem Umstande, dass sie 90 Proc. oder noch mehr Wasser enthalten, lässt sich sofort schliessen, dass in diesen Gemüsearten die eigentlichen Nährstoffe nur in geringem Maasse vertreten sein können. Sie werden daher auch mehr wegen der andern Bestandtheile, die sie enthalten, sowie wegen des angenehmen Geschmackes genossen.

Diese Bestandtheile sind die in Wasser löslichen oder unlöslichen Salze, woran die nicht-nährenden Gemüse verhältnissmässig reich sind. Von solchen verdienen in erster Linie Erwähnung diejenigen mit sogenannten organischen Säuren, auch wohl Pflanzensäuren genannt, wie: Milchsäure (Sauerkraut), Citronensäure (Kopfsalat, Spargeln), Oxalsäure (Rhabarber, Gartensauerampfer, Portulak, Spinat etc.) u. s. w., während diejenigen mit anorganischen Säuren (Phosphorsäure, Salzsäure und Schwefelsäure) hier nicht in Betracht kommen.

Die hohe Bedeutung der löslichen Salze dieser pflanzlichen Nahrungsmittel für unsere Nahrung verdanken sie dem Umstande, dass sie es vornehmlich sind, welche sich an der Bildung des knochigen Skeletts unsres Körpers betheiligen und welche durch die Zerlegung und Auswechslung ihrer Bestandtheile fortwährend das Gleichgewicht der Dichtigkeit der Säfte verändern, wodurch die Cirkulation der Körpersäfte durch die thierischen Membrane hindurch ermöglicht wird. Es kann uns daher auch nicht wundern, dass die Mineralstoffe (Aschenbestandtheile) pflanzlicher Nahrungsmittel qualitativ dieselben sind wie diejenigen thierischer Nahrungsmittel, wenn wir bedenken, dass der Körper der Thiere, welche wir essen (Herbivoren), von dem der Pflanzen aufgebaut wird.

Die unlöslichen Salze der nicht-nährenden Gemüsearten betheiligen sich insofern an der Verdauung, als sie, in einer Gemüseart mehr, in der andern weniger, beim Durchgang durch die Verdauungsorgane die Darmwand mechanisch reizen und auf diese Weise die nothwendigen Bewegungen des Darmes erregen. Was bei grobem Weizenbrot und Roggenbrot die unverdaubaren Membranen der Getreidekörner (die Kleie) thun, das verrichten bei vielen Gemüsearten die unlöslichen Krystalle des Calciumoxalats, die, nachdem sie diesen die Peristaltik fördernden Reiz hervorgebracht haben, unverändert ausgeschieden und in dem Bodensatz des Waschwassers wiedergefunden werden.

Warum also an Stuhlverstopfung leidenden Personen und solchen mit träger Bewegung der Verdauungsorgane, der Genuss solcher Gemüsearten und solchen Brotes empfohlen wird, ist einleuchtend.

Bei der makroskopischen Suche nach den verschiedenen Artikeln dieser Gruppe in den Speiseresten ist, wie bei denen der vorigen, der Form, in welche die Gemüsearten vor ihrer Zubereitung oder infolge derselben meist gebracht werden, Rechnung zu tragen. Diejenigen, welche nicht wie Grünkohl, Spinat, Winterspinat und Gartensauerampfer feingehackt werden, sind dem unbewaffneten Auge so leicht erkennbar, dass man sofort zu einer Vergleichung der mikroskopischen Merkmale der Gegenstände schreiten kann, deren Beschreibung hier folgt.

Zu den nicht-nährenden Gemüsearten werden gerechnet:

Blumenkohl	*Brassica oleracea* var. *Botrytis*.
Brüt- oder Frühkastensalat	*Lactuca sativa*.
Cichorie	*Cichorium Intybus*.
Endivie	*Cichorium Endivia*.
Erbsenschoten	*Pisum sativum*.
Feldsalat	*Valerianella olitoria*.
Gartensauerampfer	*Rumex Acetosa*.
Grünkohl	*Brassica oleracea* var. *acephala*.
Gurken	*Cucumis sativus*.
Kettensalat oder Löwenzahnblätter	*Taraxacum officinale*.
Kohlrüben	*Brassica Napus* var. *Napobrassica*.
Kopfsalat	*Lactuca sativa* var. *capitata*.
Oliven	*Olea europaea*.
Portulak	*Portulaca oleracea*.
Rhabarber	*Rheum crispum*.
Rosenkohl	*Brassica oleracea* var. *gemmifera*.
Rothkraut	*Brassica oleracea* var. *capitata purpurea*.
Salatbohnen	*Phaseolus tumidus*.
Sauerkraut	*Brassica oleracea* var. *capitata alba*.
Savoyerkohl	*Brassica oleracea* var. *bullata*.
Schnittbohnen	*Phaseolus compressus*.
Schwarzwurz	*Scorzonera hispanica*.
Spargeln	*Asparagus officinalis*.
Spinat	*Spinacia oleracea*.
Stachelbeeren	*Ribes Grossularia*.
Steckrübenstengel	*Brassica Rapa* var. *rapifera*.
Weisse Rüben	*Brassica Rapa* var. *rapifera*.
Winterspinat	*Beta vulgaris* var. *Cicla*.

Blumenkohl — holl. Bloemkool — (*Brassica oleracea* var. *Botrytis*). Werden von andern Kohlarten die Blätter als Gemüse gegessen, so dienen beim Blumenkohl — wie es der Name schon andeutet — die fleischig gewordenen Inflorescenzen dazu.

Blumenkohl wird genossen als Gemüse, als Suppenkraut und als Mixed-Pickle. Im letzteren Falle ist man am besten im Stande, bei der makroskopischen Untersuchung der Speisereste aus der Anwesenheit unveränderter Strünkchen (Miniatur-Blumenkohl) auf Blumenkohl zu schliessen (Fig. 48).

Besondere mikroskopische Kennzeichen habe ich dafür nicht entdecken können, was mir bei den Speiseresten von gekochtem Blumenkohl ebensowenig gelang. Man findet von demselben meist nur ganz wenige durchsichtige, faserige Stengeltheile in den Exkrementen wieder.

Brüt- oder Frühkastensalat — holl. Broeivet —. So nennt man die jungen Blättchen von *Lactuca sativa*. Man sät diese Pflanzen in Frühkasten dicht nebeneinander und zieht sie im Winter aus, wo sie entweder als Salat genossen werden, oder zur Garnirung verschiedener Schüsseln (Heringsalat, Krebssalat) dienen.

Die gelblich-grünen Blättchen des Brütkastensalats sind je nach ihrem Alter 1, 2 bis 3 cm lang, spatelförmig und ganzrandig. Auf ihrem Durchgang durch den Körper verändern sie sich sehr wenig, sodass sie in den Speiseresten leicht zu erkennen sind.

Nach dem Genusse dieses Salats wird man, ausser ganzen Blättchen, eine Menge dünner Häutchen schwimmend an der Oberfläche des Waschwassers entdecken, welche sich bei mikroskopischer Untersuchung als Epidermis-Stückchen erweisen. Diese Epidermis setzt sich aus Zellen zusammen, deren Wände dünn und wellenartig gebogen sind, sodass die Zellen wie die Theile eines Baukastens ineinander greifen.

Die Spaltöffnungen sind sehr unregelmässig verbreitet; bisweilen findet man sie in kleineren Gruppen nebeneinander, 25—36 Mikr. lang und 30 Mikr. breit (Fig. 49).

An der oberen Blattfläche befinden sich kleine, mehrzellige, birnförmige Trichome (Fig. 50).

Cichorie — holl. Cichorei, Suikerij, allgemein Loof — (*Cichorium Intybus*) ist eine Blättergemüseart, welche von einer Pflanze stammt, die man hat etioliren lassen, indem man sie, unter Ausschluss des Lichtes aufbewahrte, sei es, dass man sie eingegraben, oder sonst in einem dunklen Raum gelagert hat.

Aus diesem Grunde haben die Blätter mit ihren breiten und dicken weissen Hauptnerven, gewöhnlich „Brüsseler Witloof" genannt, eine citronengelbe Farbe.

Man unterscheidet zwei Varietäten: die holländische, mit langen, lockeren, und die belgische (Brüsseler Witloof) mit kurzen, zusammengedrückten Blättern. Letztere, welche eigenthümlich gedrungene Büschel bilden, haben einen bitterern Geschmack als die in Holland kultivirten Cichorien.

Cichorie wird, gleich Endivie, vor der Zubereitung zu 1—2 cm breiten Streifen zerschnitten; der Umstand jedoch, dass das Blattgewebe infolge der eigenthümlichen Behandlungsweise, der man die Pflanzen nach dem Anbau unterwirft, zart geblieben ist, führt dazu, dass man dieses Gemüse nicht wie Endivie an den Speiseresten makroskopisch erkennen kann.

Vom Brüsseler Witloof hingegen werden bisweilen die ganzen Blattbüschel geschmort; wegen der ungenügenden Zerkleinerung derselben bei der Mahlzeit findet man daher längere häutig-faserige Ueberreste von weisser oder blassgelber Farbe in den Exkrementen wieder.

Es ist wahrscheinlich, dass die Kultivirungsweise auf die Form der Gewebeelemente Einfluss hat; ich habe wenigstens bemerkt, dass die Epidermiszellen der untern Fläche des Blattes sowie die Spaltöffnungen der belgischen Cichorie (Fig. 51) viel grösser sind als die der holländischen (Fig. 52). Die grössten Länge- und Breitedimensionen der Stomata der belgischen sind 56 und 30 Mikr., die der holländischen 23 und 20 Mikr. Bei den beiden Arten kommen, wie Fig. 53 und 54 (welche die Epidermis der oberen Fläche der belgischen Cichorie darstellen) zeigen, cylindrische Haare vor, welche aus einer grossen Anzahl von Zellen bestehen und oft sehr lang sind.

Die Epidermis des breiten weissen Mittelnervs setzt sich aus länglichen Zellen mit spitzen Enden (Fig. 54), ohne oder fast ohne Stomata, zusammen.

Die fleischig-häutigen Speisereste der Cichorie liefern, nachdem sie zwischen Objekt- und Deckglas gepresst sind, sehr brauchbare mikroskopische Präparate, worin bei 105 facher Vergrösserung die Milchsaftgefässe sehr gut wahrnehmbar sind (Fig. 55).

Endivie — holl. Andijvie — (*Cichorium Endivia*). — Augenfällige Unterschiede zwischen Endivie vor und nach der Verdauung nimmt man nicht wahr, was hier besonders wichtig ist, weil die makroskopischen Kennzeichen die mikroskopischen in der Weise ergänzen, dass man, wenn man beide zusammen in Betracht zieht, Endivie in Speiseresten zu jeder Zeit erkennen kann.

Endivie wird in zwei Formen genossen: als Schmorgemüse und als Salat.

Im ersteren Falle wird die Endivie, die aus Rosetten von Blättern besteht (Endiviesträucher), in schmale 1—2 cm breite Streifen geschnitten, welche bei der darauffolgenden Zubereitung und der Verdauung in kleinere Stücke zerfallen.

Wird Endivie als Salat genossen, so benutzt man vorzugsweise *Cichorium Endivia* var. *crispa*, mehr unter dem Namen Krausendivie bekannt, eine Pflanze, deren Blattfläche sich in eine Menge Zipfel zertheilt. Diese Blätter werden querüber in möglichst schmale Streifen geschnitten und mit rohem Gewürz als Zuthat (häufig auch mit gekochten Runkelrüben) roh gegessen.

Endivie, gekocht oder roh genossen, wird fast ganz unverändert wieder ausgeschieden, mit dem Unterschiede jedoch, das von letzterer die Speisereste hellgrün, von ersterer hingegen grau- oder bräunlich-grün erscheinen.

Krausendivie zeigt sich durch die Anwesenheit von Blätterfragmenten mit spitzigen Zipfeln an (Fig. 56), meist auch noch durch die gleichzeitige Anwesenheit jener Zuthaten, welche beim Salat als Gewürz verwendet werden.

Die Epidermis der untern Fläche des Endivienblattes (Fig. 57), die keine überaus grosse Zahl Stomata aufweist, kennzeichnet sich als ein Gewebe von Zellen jeglicher Form mit wellenförmigen Wänden, die gleich den Theilen eines Baukastens in einander greifen. Die Spaltöffnungen haben verschiedene Dimensionen: Länge 22—34, Breite 20—27 Mikr.

Wo der breite, weisse Mittelnerv durch das grüne Blatt läuft, sind die dünnwandigen Epidermiszellen spulenförmig und die Spaltöffnungen sehr selten (Fig. 58), während die Epidermis der oberen Fläche des Endivienblattes sich durch die darüber verbreiteten cylindrischen Haare kennzeichnet, die aus einer Menge (6—12) gefässförmiger Zellen gebildet sind und sich von den übrigen Zellen der Epidermis ausser durch die Form noch durch ein dunkler gefärbten Protoplast unterscheiden (Fig. 59).

Erbsenschoten — holl. Peulen — sind die Früchte einer Varietät von *Pisum sativum* (die Mutterpflanze von Steckerbsen und Gartenerbsen), welche zu der Zeit gegessen werden, wo die Zellwände des Pericarps (das eigentliche Gemüse) so wenig verholzt sind, dass sie geschmort genossen werden können.

Wir haben hier, wie bei Gurken[1]), Stachelbeeren, Schnitt- und Salatbohnen, einen jener Fälle, wo die Frucht als Gemüse zur Nahrung dient und sowohl die Merkmale der Fruchtwand als die der Samen für die Untersuchung der Speisereste in Betracht kommen.

Von beiden Organen, der Frucht und den Samen, ist zu sagen, dass sie nach der Verdauung fast unverändert den Körper verlassen, sodass also schon die makroskopische Untersuchung der Speisereste von Erbsenschoten wichtige Merkmale zur Erkennung liefert.

Von den zwei Klappen der halb häutigen, halb fleischigen Kapselfrucht findet man nämlich deutlich erkennbare kleinere und grössere Stücke, oft sogar ganze Exemplare in den Faeces wieder, während die unversehrten unreifen Samen, oder auch die zerquetschten Exemplare, die ihres Inhaltes beraubt sind und von denen nur die häutigen Schalen wiedergefunden werden, uns darauf hinweisen, dass wir es nicht mit Steck- oder Gartenerbsen, sondern mit Erbsenschoten zu thun haben.

Mikroskopisch sind die Elemente dieser Organe wohl unterschieden. Hauptsächlich ist es die Fasernschicht der Fruchtwand mit der daran grenzenden Schicht dünnwandiger Zellen, die jede für sich einen Krystall (tafelförmige hexagonale Pyramide) von Calciumoxalat enthalten (Fig. 60), woran man Erbsenschoten erkennt.

Bezüglich der mikroskopischen Kennzeichen der Samen sei auf das verwiesen, was bei Gartenerbsen hierüber mitgetheilt wurde.

---

[1]) Bei Gurken entfernt man die Schale.

Feldsalat — holl. Veldsla —. Die ganzrandigen, spatelförmigen Blätter von *Valerianella olitoria* (in Holland auch wohl „Ezelsooren" genannt) werden wie Brütkastensalat nur roh als Salat, und also nicht wie Endivie, Kopfsalat und Kettensalat, auch geschmort genossen.

Feldsalat wird nur im Winter gegessen, in der Zeit, wo anderer Salat entweder gar nicht oder selten vorkommt.

Der geringe Saftgehalt dieser Blättchen, die darum oft mit Runkelrüben und warmem Essig genossen werden, bedingt es, dass die dunkelgrünen Blattreste fast unverändert in den Exkrementen wiedergefunden werden.

Die Epidermis der Blattoberfläche, die nur wenig Spaltöffnungen hat, besitzt eine ziemliche Menge mehrzelliger, birnförmiger Trichome (Fig. 61); die der unteren Fläche besteht aus Zellen mit zierlich wellenartig gebogenen Wänden, zwischen denen zahlreiche Spaltöffnungen sehr unregelmässig verstreut sind (Fig. 62). Die grössten derselben sind 30 Mikr. lang und 23 Mikr. breit.

Gartensauerampfer — holl. Zuring —, die Blätter von *Rumex Acetosa*, ist eine Gemüseart, die zu einem Brei zerkleinert weniger für sich allein (und in diesem Falle oft mit Korinthen gemischt), als vielmehr **als** Geschmacks-Korrigenz für andere geschmorte Gemüse (Endivie, Kopfsalat etc.), oder als Suppenkraut Verwendung findet. Aus diesem Grunde braucht man nach dem Genusse von Sauerampfer nicht nach grossen Blattresten in den Ueberresten des Mittagmahls zu suchen. Dennoch bieten die makroskopisch nicht charakterisirten Speisereste dieser Gemüseart hinreichende mikroskopische Merkmale dar.

Man entdeckt nämlich bei aufmerksamer Beobachtung durch das Mikroskop an der Oberfläche **der** Blätter spärlich vorkommende Drüsen, die, wenn man sie von **oben** betrachtet, als Vierecke mit abgerundeten Winkeln **erscheinen und** durch die braune Farbe sich von ihrer nächsten Umgebung **abheben** (Fig. 63). Die Dimensionen dieser Organe sind 45—50 Mikr. Länge und 42—50 Mikr. Breite.

Kleine aus den Faeces abgesonderte und zwischen Objekt- und Deckglas zusammengepresste Sauerampferfragmente zeigen unter dem Mikroskop zahlreiche grosse Krystallsterne von Calciumoxalat (Fig. 64), während die Epidermis der unteren Fläche des Blattes mit ihren wellenartig gebogenen Zellenwänden eine grosse Menge regelmässig sich verbreitender Spaltöffnungen aufweist, wovon die grössten 60 Mikr. Länge und 42 Mikr. Breite haben (Fig. 65).

Grünkohl — holl. Boerenkool — (*Brassica oleracea* var. *acephala*). Da die Blätter des Grünkohls in der Regel in sehr zerkleinertem Zustande gegessen werden, ist die Möglichkeit makroskopisch nachweisbare Reste in den Faeces wiederzufinden, sehr gering.

In der homogen grünen Farbe der Exkremente liegt jedoch eine erste Andeutung dafür, dass darin fein zertheilte, viel Blattgrün enthaltende Gemüsearten, wie Grünkohl, Spinat oder Gartensauerampfer vorkommen.

Was von solchen Gemüsearten wiedergefunden wird, beschränkt sich denn auch auf kleine dunkelgrüne Blattfragmente, faserige Theile des Blattskeletts oder des Blattstiels und farblose Häutchen (Epiderm), von denen letztere meist an der Oberfläche des Wassers schwimmen.

Bei Grünkohl sind es nur letztere, die uns interessiren, da das Blattgewebe im Uebrigen keine besonderen Merkmale bietet. Diese Häutchen sind Epidermisstückchen des Blattes, die bei der mikroskopischen Untersuchung viel Spaltöffnungen zeigen, falls sie von der unteren Fläche des Blattes herrühren (Fig. 66), während die Epidermis der oberen Fläche eine weit kleinere Zahl Stomata aufweist (Fig. 67).

Gurken — holl. Komkommers — bilden eine Gemüseart, die allgemein als Salat gegessen wird. Es sind die unreifen Früchte von *Cucumis sativus*, die zu dünnen Scheiben oder langen Streifen geschnitten werden, nachdem man die lederartige Schale entfernt hat.

Auch als Beispeise finden die Gurken Verwendung und zwar meist in Form von Längsschnitten, von denen die Schale nicht entfernt wird, da sie den in Essig gelegten Stückchen die nöthige Festigkeit gibt.

Nach dem Genusse von Gurken habe ich stets kleine unversehrte Stückchen in den Exkrementen wiederfinden können. Obgleich diese Fragmente keine besonderen makroskopischen Erkennungszeichen bieten, findet man solche nach dem Genuss von Gurkensalat reichlich in den unversehrten oder durchgeschnittenen elliptischen Samen, und sofern Gurken als Zuthat in Frage kommen, in der citronengelben lederartigen Fruchtschale.

Die Parenchymzellen des Fruchtfleisches enthalten einen kleinen körnigen, hellgrünfarbigen Protoplasten (Fig. 68).

Die Zellenwände der äusseren Samenhaut sind wellenartig gebogen, was sich deutlich zeigt, wenn man sie von oben ab betrachtet (Fig. 69), während die mikroskopische Untersuchung eines Querdurchschnitts des Samens uns den charakteristischen Bau der Samenhaut erkennen lässt (Fig. 70).

Die citronengelbe Epidermis der Frucht baut sich aus sehr kleinen, fast kugelrunden Zellen auf, welche ein Lumen von höchstens 16 Mikr. besitzen. Runde, weisse Flecken, die sich von der citronengelben Umgebung eigenthümlich abheben (Lentizellen) sind hier nicht selten (Fig. 71).

Dass die kleinen Zellen mit ihren dicken Wänden wohl fähig sind, eine starke Schale für die saftige Gurkenfrucht zu bilden, ergibt sich, bei der Betrachtung von Fig. 72, wo die Epidermis 435mal vergrössert wiedergegeben ist.

Kettensalat oder Löwenzahnblätter — holl. Molsla —. Im Anfang des Frühjahrs, wenn infolge des hohen Wasserstandes der Flüsse oder aus andern Gründen, die Maulwürfe einen trockenen Aufenthalt gesucht und durch ihr Wühlen viele Pflanzen des allgemein vorkommenden *Taraxacum officinale* mit Erde bedeckt haben, bemühen sich arme Menschen, die gelben (etiolierten) Blätter dieser Pflanze zu sammeln und als Gemüse zu verkaufen.

Das ist der Kettensalat, die einzige Gemüseart in Holland, die für die Küche nicht kultivirt wird, sondern wild wächst.

Kettensalat wird meist als Schmorgemüse, seltener als Salat, und in diesem Falle roh, gegessen. In keinem der beiden Fälle finden sich in den Speiseresten hinreichend makroskopische Kennzeichen, um die Herkunft der faserigen und häutigen, durch Urobilin braun gefärbten Ueberbleibsel mit Gewissheit angeben zu können.

Die mikroskopische Untersuchung hat hier den Weg vorzuzeichnen, und aus diesem Grunde erwähnen wir in erster Linie das Vorkommen von Milchsaftgefässen und -zellen, die in den zwischen Objekt- und Deckglas zusammengepressten Speiseresten des Kettensalats durch das Mikroskop wahrnehmbar sind (Fig. 73). Weiter findet man dabei lockere (Fig. 74) oder noch festsitzende lange, cylindrische Haare (Fig. 75), die aus einer grossen Menge gefässförmiger Zellen aufgebaut sind.

Man kann, wie letztere Abbildung zeigt, bei geschmortem Kettensalat infolge des Kochens die Form der Epidermiszellen nicht mehr deutlich wahrnehmen. Fig. 76, welche die Epidermis rohen Kettensalats (der untern Fläche des Blattes) veranschaulicht, lässt erkennen, dass dies leichter ist, sobald diese Gemüseart als Salat gegessen wird. Die Epidermiszellen zeigen die Trapez- oder Parallelogrammform; Stomata kommen hier sehr wenig vor.

Kohlrüben — holl. Koolrapen —. Hauptsächlich im Winter finden Kohlrüben als geschmortes Gemüse Verwendung.

Die zur Grösse eines Kinderkopfs geschwollenen Wurzeln von *Brassica Napus* var. *Napobrassica* werden geschält und in schmale Streifen von 3—5 cm Länge geschnitten. Diese sind orangenfarbig und behalten die Farbe auch bei der Zubereitung.

Speisereste, an denen diese pomeranzengelbe Farbe noch wahrnehmbar ist, lassen sich nach einem Kohlrübenmahl meist aus den Exkrementen absondern. Sie erscheinen, wie vor der Verdauung, als glasige Stückchen von unregelmässiger Form, woraus dünnere und dickere Fäden (Gefässbündel) hervorragen. Letztere haben ebensowenig wie das dazwischen liegende Parenchym (Fig. 77) besondere mikroskopische Kennzeichen. Die Zellen des letztern (Fig. 78) enthalten nur einige wenige feine Körnchen, während die Länge der grössten Parenchymzellen 175 Mikr. beträgt.

Kopfsalat — holl. Kropsla — (*Lactuca sativa* var. *capitata*). Drückt das Wort „Salat" gewöhnlich aus, dass eine Gemüseart roh, mit Oel, Essig und Gewürz genossen wird (Endiviensalat, Gurkensalat, Kettensalat, Feldsalat), so bildet Kopfsalat insoweit eine Ausnahme, dass dieses Blättergemüse gleich Endivie und Kettensalat, ausser als Salat, auch geschmort gegessen wird. Letzteren Falls hat er, was Geschmack und äussre Erscheinung betrifft, viel Aehnlichkeit mit geschmorter Endivie, unterscheidet sich von derselben jedoch durch sein viel dünneres Blatt. Vorzüglich diese Eigenschaft lässt die Speisereste von Kopfsalat makroskopisch sofort erkennen. Gewöhnlich sieht man grosse häutige Stücke der dünnsten Blätter an der Oberfläche des Waschwassers schwimmen.

Als mikroskopische Kennzeichen des Kopfsalats finden wir 1. kleine, mit Drüsen versehene Haare, welche die Epidermis des Blattes zeigt und welche am Rande desselben oft hervorragen (Fig. 79); 2. die wellenartig stark gebogenen Wände der Epidermiszellen, und 3. zahlreiche Spaltöffnungen, deren Länge zwischen 26 und 38 und deren Breite zwischen 23 und 33 Mikr. schwankt (Fig 80).

Oliven — holl. Olijven — (*Olea europaea*). Diese Steinfrüchte, die aus südlichern Ländern zu uns kommen, sind für Gastronomen eine werthvolle Zuthat zum Braten und finden sich auch bisweilen in Eingemachtem.

Das harte, mehr oder weniger knorpelige Fleisch dieser Früchte, das einzig und allein essbar ist, wird nach dem Genuss in derselben Form und Beschaffenheit ausgeschieden wie es in den Magen kam, sodass es leicht ist, diese Stückchen an ihrer charakteristisch dunkelgrünen Farbe in den Exkrementen zu erkennen. Sie sind in den meisten Fällen gross genug, um zwischen Kork geklemmt mikroskopische Durchschnitte zu liefern.

Betrachtet man diese durch das Mikroskop, so sieht man, dass die Wände der Epidermiszellen nach aussen stark verdickt sind und dass das darunter liegende Parenchym durch die zahlreichen kleinen Oeltropfen, die beim Durchschneiden der Zellen heraustraten gleichsam sichtbar gemacht wird (Fig. 81).

Portulak — holl. Postelein —. Alles von Setzlingen von *Portulaca oleracea* aus dem Boden heraus wachsende wird abgeschnitten und unter dem angegebenen Namen zu Schmorgemüse verwendet.

Ist es als solches zubereitet, so ist das Gemüse in der Regel so gallertartig schlüpfrig, dass man es gar nicht oder sehr wenig kaut, infolgedessen nach dem Genusse zahlreiche Stengelchen und Blättchen, sogar ausgerissene Würzelchen unverändert in den Exkrementen an den Tag kommen. Man erkennt die Blätter sofort an der Spatelform, dem ganzen Rand und der dunklen, olivengrünen Farbe.

Bei mikroskopischer Betrachtung findet man in den Zellen des Mesophylls eine grosse Menge kleiner Krystallsterne von Calciumoxalat (Fig. 82). Wie zu erwarten, finden sich diese Krystalle nach dem Genusse von Portulak in dem feinen Bodensatz des Waschwassers der Exkremente wieder (Fig. 83).

Die Epidermis der untern Fläche der Blätter, die durch das Kochen des Gemüses viel gelitten hat, zeigt zahlreiche Stomata, wovon die weit offenstehende Spalte am deutlichsten sichtbar ist (Fig. 84). Diese elliptische Spalte hat oft eine Länge von 23 und eine Breite von 10 Mikr.

Rhabarber — holl. Rabarberstelen —. Solange die Blattstiele von *Rheum crispum* sehr jung sind und als Schmorgemüse zu Brei gekocht werden können, wird man selbstverständlich Ueberreste von besonders grossen Dimensionen nach dem Genuss dieses Gemüses in den Exkrementen nicht auffinden. Dadurch ist es jedoch nicht ausgeschlossen, dass zwischen den zahlreichen kleinen Knäueln (Gefässbündel) immerhin vereinzelt Stückchen des Blattstiels angetroffen werden, die, infolge ihrer holzigen Beschaffenheit dem Einflusse des kochenden Wassers widerstanden haben.

Presst man solche Stückchen zwischen Objekt- und Deckglas und betrachtet sie durch das Mikroskop, so nimmt man zwei Formen der Calciumoxalatkrystalle in den Zellen des Parenchyms wahr: kleine Morgensterne (Fig. 85) und Bündel von Nadelkrystallen (Raphiden), letztere meist der Länge nach in Reihen geordnet (Fig. 86).

Durch das Vorkommen dieser beiden Formen und das Fehlen der kennzeichnenden hypodermalen Bastbündel (Fig. 98) unterscheiden sich diese Speisereste von denen der Spargeln.

Rosenkohl — holl. Brusselsche Kooltjes —. Die olivengrünen Blattreste des Rosenkohls (*Brassia oleracea* var. *gemmifera*) in den Exkrementen sind gewöhnlich viel grösser als diejenigen des Grünkohls, wenn es auch nicht möglich ist, etwa aus der Form, oder aus der Nervatur dieser Fragmente mit Gewissheit zu schliessen, zu welcher der zwei Varietäten von *Brasica oleracea* solche Objekte gehören.

Bei mikroskopischer Betrachtung der Epidermis ergibt sich, dass dieselbe weder durch die Zahl, noch durch die Verbreitung der Spaltöffnungen bedeutend von andern Kohlarten zu unterscheiden ist (Fig. 87).

Immerhin lassen sich die verschiedenen Kohlarten aus den Speiseresten innerhalb gewisser Grenzen nachweisen, wobei folgender Schlüssel von einigem Nutzen sein kann:

1. Speisereste grün 2
   Speisereste nicht grün 4
2. Nur sehr kleine Blattfragmente . . . . Grünkohl.
   Blattfragmente grösser 3
3. Reste der Mittelnerven faserig, die Länge bedeutend
   grösser als die Breite . . . . Rosenkohl.
   Reste der Mittelnerven eckig 6
4. Schmale, häutige Blattstreifen . . . . Sauerkraut.
   Keine schmalen Blattstreifen 5
5. Stengeltheile faserig, farblos und nicht zahlreich . Blumenkohl.
   Stengeltheile (Reste von Blattnerven) zahlreich und
   gelb- oder graufarbig 6
6. Mit verdünnter Säure eine rothe Farbe annehmend Rothkraut.
   Keine rothe Farbe annehmend . . . . Savoyerkohl.

Rothkraut — holl. Roodekool —. Siehe Savoyerkohl.

Salatbohnen — holl. Spersieboonen, Slaboonen — heissen die unreifen Früchte von *Phaseolus tumidus*. Sie werden meist in 2 oder 3 Stücke gebrochen und dann gekocht oder geschmort als Gemüse (auch wohl gekocht als Salat) gegessen.

Die botanischen Elemente haben, wie aus Fig. 88, welche die Epidermis der Frucht zeigt, ersichtlich, sehr viel Aehnlichkeit mit denen von Schnittbohnen (siehe dort), sodass man bei der mikroskopischen Untersuchung in Zweifel sein könnte, welcher der zwei Phaseolusgattungen die gefundenen Speisereste angehören. Die makroskopische Untersuchung löst jedoch allen Zweifel, erstens weil von Salatbohnen die Schotenreste nicht die Form dünner, schmaler Streifen haben, zweitens, weil die Samen unversehrt oder gebrochen, niemals aber, wie bei Schnittbohnen, zu Scheibchen geschnitten in den Exkrementen aufgefunden werden.

Salatbohnen werden frisch bis in den Spätherbst hinein, gegessen, wenn die Früchte zu vollem Wachsthum gelangt sind und auch die Samen ihren grössten Umfang erreicht haben. Die Schoten zeigen dann oft runde, schwarze Flecken, die in den Speiseresten dieses Nahrungsmittels noch deutlicher erscheinen, und die Stellen andeuten, wo *Uromyces Phaseoli* (Winter) ihre Verwüstung angerichtet hat (Fig. 89).

Sauerkraut — holl. Zuurkool — nennt man die zu schmalen Streifen geschnittenen Blätter einer Kohlvarietät (Weisskohl, Kabbes), die den wissenschaftlichen Namen *Brassica oleracea* var. *capitata alba* trägt, sobald diese Blattstreifen die saure Gährung erlitten haben.

Diese farblosen Blattstreifen sind oft ziemlich lang und werden durch die Zubereitung und die Verdauung häutig und durchscheinend. An diesen Eigenschaften lassen sich die Speisereste von Sauerkraut, oft begleitet von Pfefferkörnern oder Wacholderbeeren, in den Exkrementen leicht nachweisen.

Bei dieser makroskopischen Untersuchung fällt es auf, dass soviel durchsichtige, dünne Häutchen an der Oberfläche des Waschwassers schwimmen; dies findet darin seine Erklärung, dass sich Fettsäurespuren an die Krautreste anheften und, infolge des geringen specifischen Gewichtes der Fettsäuren, nach dem Genusse von Sauerkraut mit Speck die zarten Häutchen emportreiben.

Weniger deutlich als die makroskopischen sind die mikroskopischen Kennzeichen des Sauerkrauts. War die Nahrung reich an Fett, so wird man die Häutchen mit einer Menge mikroskopisch kleiner Krystallnadeln von Fettsäure überdeckt finden, während die Epidermisstückchen des Blattes ein Gewebe polygoner Zellen ohne Stomata zeigen, wenn sie von der oberen Fläche (Fig. 90, 105 mal vergrössert), dagegen Zellen mit gebogenen Wänden und zahlreichen Spaltöffnungen, wenn sie von der untern Fläche (Fig. 91, 435 mal vergrössert) herrühren.

Savoyerkohl — holl. Savooiekool —. Nach dem, was auf Seite 43 von Kohl überhaupt gesagt wurde, können wir es hier bei der Abbildung der Epidermis der untern Fläche des Kohlblattes, unter verschiedenen Vergrösserungen durch das Mikroskrop betrachtet, bewenden lassen.

Fig. 92 gibt die Blattepidermis des Rothkrauts (105 mal)
Fig. 93 „ „ „ „ gelben Savoyerkohls,
Fig. 94 „ „ „ „ grünen „
die beiden letzteren bei 435 facher Vergrösserung.

Die Gemüseart, welche Rothkraut heisst, stammt von *Brassica oleracea* var. *capitata purpurea*, Savoyerkohl von *Brassica oleracea* var. *bullata* her.

Ich möchte hier nur wiederholen, dass die grauen oder bläulich-grauen Speisereste des Rothkrauts sich roth färben, wenn sie mit einer Säure übergossen werden, was bei denen des Savoyerkohls nicht der Fall ist.

Schnittbohnen — holl. Snijboonen — ist der Name unreifer Früchte von *Phaseolus compressus*. Sie werden zu schmalen, dünnen Scheibchen geschnitten und dann ausschliesslich als Schmorgemüse genossen.

Auch türkische Feuerbohnen (die Früchte von *Phaseolus multiflorus*) werden häufig auf dieselbe Weise als Schnittbohnen zubereitet.

Die Speisereste dieser Gemüseart, worin man selbstverständlich die Ueberbleibsel der eigentlichen Schote und die der Samen wiederfindet, bieten schon bei der makroskopischen Untersuchung soviel Erkennungszeichen, dass man in der Diagnose sich nicht irren kann.

Die Schnitzel der Schnittbohnen, besonders der in Salz eingelegten, kommen nämlich fast unverändert und unter Beibehaltung der grünen Farbe wieder an den Tag, und werden an ihrer eigenthümlichen, bei keiner anderen grünen Gemüseart angetroffenen Form, sogleich erkannt.

Nach dem Genusse frischer Schnittbohnen findet man an der Oberfläche des Waschwassers eine Menge kleiner gelbgrüner, der Länge nach aufgerollter dünner Häutchen wieder, welche sich bei mikroskopischer Untersuchung als gelockerte Epidermis der Hülse zu erkennen geben (Fig. 95).

Eine Eigenthümlichkeit dieser Häutchen besteht darin, dass die Cuticula gestreift und die Epidermis mit pfriemenförmigen einzelligen Haaren besetzt ist. Die meisten Haare sind aber während der Verdauung losgerieben worden, sodass nur die runden Narben (16 Mikr. Durchmesser) die Stellen angeben, wo sie gesessen heben.

Der Faserschicht der Hülse (Fig. 96) gibt eine Ansicht der in Längsreihen geordneten Krystalle, die in den Zellen der Spermodermis (Fig. 29) gleichfalls in grosser Zahl gefunden werden[1]).

Schwarzwurz — holl. Schorseneren —, die Wurzeln von *Scorzonera hispanica*.

Makroskopische Eigenschaften der Speisereste: weisse, faserige Stückchen, welche durch die meist verholzten (ältesten) Theile der Wurzel gebildet werden.

Mikroskopisches Merkmal: Die Anwesenheit anastomosirender Milchsaftgefässe (Fig. 97), welche die Eigenthümlichkeit haben, dass sie während der Verdauung als die den grössten Widerstand leistenden botanischen Elemente aus dem umgebenden Gewebe freigemacht und als kleine Perücken dünner Fäden zwischen den übrigen Speiseresten aufgefunden werden.

---

[1]) In den Speiseresten von Schnittbohnen oder andern Gemüsen, welche mit Kupfersalzen grüngefärbt waren, lässt sich das Kupfer nach der Verdauung und nach dem schmerzhaften Darmreiz noch chemisch nachweisen.

Spargeln — holl. Asperges — sind die weissen Stengel von *Asparagus officinalis*, welche, bevor sie vom Licht beschienen, infolgedessen bevor sich Blattgrün gebildet hat, zu einer Länge von 20—25 cm in dem Boden abgeschnitten werden und in dieser Form eine sehr beliebte Gemüseart bilden.

In den Speiseresten lassen sich bei makroskopischer Untersuchung Spargeln sogleich aus der Anwesenheit häutiger Fäden nachweisen, welche bisweilen 10—12 cm lang sind, gelbe Farbe und eine sammetartig glänzende Oberfläche haben.

Die mikroskopische Untersuchung lehrt uns, dass diese zähen Streifen aus langen, dünnwandigen hypodermalen Bastbündeln bestehen (Fig. 98).

Was von diesen häutig-faserigen Resten zum Parenchym des Spargelstengels gehört, kennzeichnet sich durch zahlreiche Bündel von Nadelkrystallen (Raphiden) aus oxalsaurem Kalk (Fig. 99).

Spinat — holl. Spinazie —, ein Blättergemüse von *Spinacia oleracea*, hat für die makro- und mikroskopische Untersuchung der Speiseresto dieselbe Bedeutung wie Winterspinat. Man vergleiche also was unter „Winterspinat" mitgetheilt wird. Die beiden Gemüsearten werden auf dieselbe Weise zubereitet, und weder die Epidermis der untern Fläche der Blätter, noch die Verbreitung, Form oder Grösse der Spaltöffnungen, zeigen die geringste Abweichung (Fig. 100).

Die Calciumoxalatkrystalle, die in den Zellen des Parenchyms der Blätter vorkommen (Fig. 101), sind hier, wahrscheinlich infolge eines zu schweren Drucks auf das Deckglas, geborsten.

Die vier schwarzen Kugeln, welche Fig. 102 zeigt, sind Krystallkugeln von Calciumoxalat aus Spinat, wie sie in dem Bodensatz des Waschwassers der Faeces gefunden worden sind.

Sagte ich in der allgemeinen Uebersicht der nicht nährenden Gemüsearten, dass der Reiz, den dieselben auf die Darmwand übten und von denen die Förderung der Peristaltik eine Folge sei, den Salzen und organischen Säuren dieser Gemüsearten zugeschrieben werden müsse, so finden wir in dem unveränderten Zustand, worin die unlöslichen Calciumoxalatkrystalle wieder ausgeschieden werden, den Beweis dafür, dass dieser Reiz ein mechanischer, kein chemischer ist.

Stachelbeeren — holl. Kruisbessen —. Ausser an dieser Stelle wird man auch unter Gruppe „Früchte" den Artikel Stachelbeeren (S. 69) beschrieben finden. Hier haben wir es nur mit den unreifen Früchten von *Ribes Grossularia* zu thun, die zu einem Brei gekocht, im Frühjahr als Gemüse gegessen werden.

Wird von der reifen Frucht die dick und hart gewordene Schale meist weggeworfen, nachdem das saftige, gallertartige Fleisch nebst den Samen durch Aussaugen entfernt ist, so werden die unreifen Früchte ganz als Schmorgemüse genossen, sodass sich erwarten lässt, dass von letztern mehr Elemente in den Faeces wiedergefunden werden als von reifen Stachelbeeren. Diese Vermuthung wird von der Praxis bestätigt.

Nach dem Genusse geschmorter Stachelbeeren findet man alle Fruchthäute (Epidermis) und Kernchen (Samen) als Speisereste wieder, sodass es nicht schwer ist, diese Objekte in grosser Menge abzusondern und makroskopisch zu erkennen.

Bei dieser Untersuchung charakterisiren sich die Samen als eirunde Körperchen von schmutziggelber Farbe, die 3—4 mm lang und 2 mm breit sind; die Epidermis als Häutchen von verschiedener Grösse, die eine hellbraune Farbe angenommen haben und an den Rändern oft aufgerollt sind.

Während wir für den mikroskopischen Bau der Samen nach der oben angegebenen Stelle hinweisen, sei hinsichtlich der mikroskopischen Merkmale der Frucht mitgetheilt, dass die Epidermis aus einem Gewebe kleiner, meist viereckiger Zellen besteht, deren grösste Dimension 46 Mikr. ist. Die ursprünglich dünnen Wände dieser Zellen schwellen beim Kochen der Früchte stellenweise sehr bedeutend. Spaltöffnungen kommen wenig vor. Sie haben eine fast runde Form; ihr Diameter beträgt 30 Mikr.

Zahlreicher sind die langen einzelligen Haare, die die Epidermis zeigt, sowie die dunkelfarbigen Pünktchen, welche die Stellen angeben, wo Haare gesessen haben. Diese Narben haben einen Durchmesser von 16—20 Mikr. und zeigen einen rothbraunen Kern (Fig. 103).

Steckrübenstengel — holl. Raapstelen, Stengels —. Was von jungen Setzlingen von *Brassica Rapa* var. *rapifera* über dem Boden wächst, wird unter dem Namen Steckrübenstengel, gehackt oder geschnitten, im Frühjahr als Schmorgemüse gegessen.

Die Pflanze hat die Eigenschaft, dass sie, da die Zellwände sich bald verholzen, ihre Saftigkeit bald einbüsst, sodass von weniger jungen Exemplaren viel mehr Stengel- und Blatttheile in den Exkrementen wiedergefunden werden, als von denen der ersten Ernte.

Die Speisereste alter Steckrübenstengel haben gewöhnlich eine blassere Farbe und bestehen grösstentheils aus Stengeltheilen (Blattstielen), die bisweilen 1—2 cm lang sind.

Die mikroskopischen Kennzeichen sind gering an der Zahl; sie beschränken sich auf die pfriemenförmigen, dünnwandigen, einzelligen Haare, mit meist umgebogener Spitze, womit die Oberfläche der Blätter bekleidet ist. Diese Haare haben am Fuss eine Dicke von 70—105 Mikr. (Fig. 104).

Weisse Rüben — holl. Knollen — so nennt man die knollenförmigen Wurzeln von *Brassica Rapa* var. *rapifera*, die entweder zu Streifen geschnitten oder nicht, sammt den jüngsten Blättern oder ohne dieselben, als Schmorgemüse gegessen werden, wenn diese unterirdischen Organe noch jung und die Zellwände noch nicht verholzt sind.

Von weissen Rüben werden in den Exkrementen meist ziemlich grosse glasige Stückchen von hell schmutzigbrauner Farbe wiedergefunden, welche aus dünnwandigem Parenchym bestehen, dann und wann mit starken Gefässbündeln versehen sind (Fig. 105), jedoch keine besonderen mikroskopischen Merkmale zeigen. In günstigen Fällen, d. h. wenn die jungen Blätter auch gegessen werden (wie dies mit den Mairüben geschieht), findet man ausserdem noch dunkelgrüne Blattreste. Letztere führen leichter zur Identificirung der Gattung, weil die Epidermis dieser Blätter steife einzellige, pfriemenförmige Haare, mit breiter, keulenförmiger Basis, zeigt (Fig. 106).

Winterspinat — holl. Snijbiet, Winterspinazie — ist ein Blättergemüse, das im Winter den Spinat ersetzt; wegen der grossen Uebereinstimmung mit letzterem, sowohl von botanischem als kulinarischem Standpunkt, ist der Name sehr bezeichnend.

Die Pflanze, die den Winterspinat gibt, heisst *Beta vulgaris* var. *Cicla* und gehört, wie die Stammpflanze des Spinats, zur Familie der Chenopodiaceen. Die Blätter werden auf dieselbe Weise zubereitet und als Schmorgemüse gegessen wie Spinat.

Da die Blätter nach dem Kochen feingehackt werden, sind die Fragmente, die man in den dunkelgrün gefärbten Exkrementen antrifft, nicht gross und kostet es einige Mühe und Geduld dieselben daraus abzusondern, wenn auch immerhin ihre dunkelgrüne Farbe sich von der Umgebung abhebt.

Vermuthet man, dass Ueberreste von Winterspinat in den Exkrementen sich finden, so sammle man für die mikroskopische Untersuchung nicht nur die grünen Blattreste, sondern auch die dünnen Häutchen (Epidermis), die an der Oberfläche des Waschwassers schwimmen, und den feinen Bodensatz.

Die Blattreste besitzen selbstverständlich die Eigenschaft von Muss (in einer Küchentermination ausgedrückt) oder Brei und verrathen ihre besondere Art durch die Anwesenheit einer Menge grosser quadratischer Krystalle von Calciumoxalat (Fig. 107).

Bei der mikroskopischen Untersuchung des Bodensatzes aus dem Waschwasser findet man diese Krystalle in isolirtem Zustand, da sie aus den zerbrochenen Zellen gefallen und so in Freiheit gesetzt sind. Die Länge der Kanten, die ich bei drei Krystallen maass, betrug 23 bei 23, 35 bei 23 und 53 bei 23 Mikr.

Die Wände der Epidermiszellen an der untern Fläche des Blattes sind zickzackförmig gebogen, mit meist scharfen Zähnen. Die grössten Spaltöffnungen haben eine Länge von 32 und eine Breite von 23 Mikr. (Fig. 108).

c. Aromatische Gemüse.

Die dritte und letzte Gemüsegruppe, die wir die aromatische nennen, umfasst eine Anzahl Kräuter, Zwiebelgewächse und einzelne Wurzeln, die wegen der wohlriechenden, oder wohlschmeckenden, reizenden flüchtigen Bestandtheile, welche sie enthalten, als Schmorgemüse (Zwiebeln, Lauch), als Zugemüse (Radieschen), oder als Gewürz oder Suppenkraut (die übrigen) allgemein Verwendung finden.

Wie die Spezereien sind sie, wegen ihres äusserst geringen Nährstoffgehalts für die eigentliche Ernährung von geringer Bedeutung. Dennoch kann man die aromatischen Gemüse als das unentbehrlichste Gewürz zu den Speisen, sowohl des Armen als des Reichen, betrachten, weil sie das Auge angenehm berühren, die Geruchs- und Geschmacksnerven reizen und dadurch einen nicht zu verkennenden Einfluss auf die Absonderung der Verdauungssäfte ausüben, wodurch die Verdaulichkeit der Speise bedeutend erhöht wird. Letzteres wird schon klar aus der reichlichen Abscheidung des Speichels im Mund, bei der Wahrnehmung des Geruches mehrerer starkriechender Gerichte (Erbsensuppe, Beefsteak mit Zwiebeln). So kann der Anblick von Eingemachtem, sogar bloss der Gedanke daran, bei uns Empfindungen erwecken, welche eine reichliche Speichelabsonderung zur Folge haben.

Die aromatischen Gemüse, welche man gewöhnlich Gewürz nennt, dienen dazu, den Geschmack anderer Gerichte zu erhöhen (Beifuss, Bimbernell, Bohnenkraut, Petersilie). Diese Kräuter werden roh verwendet, weil sie bei der Temperatur des Kochens ihre wohlriechenden, flüchtigen Bestandtheile grösstentheils verlieren würden.

Andere, die in dieser Hinsicht reicher sind, wie Lauch und Zwiebeln, behalten beim Kochen noch genug dieser Bestandtheile, um auch nachher noch ihren Einfluss auf Geruchs- und Geschmacksnerven zur Geltung zu bringen.

Die fast allgemein gebräuchlichen aromatischen Gemüse, die hier behandelt werden, sind:

Beifuss oder Estragon .	*Artemisia Dracunculus*.
Bimbernell	*Poterium Sanguisorba*.
Bohnenkraut	*Satureja hortensis*.
Brennnesselblätter . .	*Urtica dioica, U. urens*.
Kerbel	*Anthriscus Cerefolium*.
Lauch	*Allium Porrum*.
Petersilie	*Petroselinum sativum*.
Radieschen	*Raphanus sativus* var. *Radicula*.
Schalotten	*Allium ascalonicum*.
Sellerie	*Apium graveolens*.
Zwiebeln	*Allium Cepa*.

Beifuss — holl. Dragon — (*Artemisia Dracunculus*) ist ein Gewürz für Salat und wird auch dazu verwendet, den Geschmack von Essig und Saucen zu erhöhen.

Die lanzettlich-linealen Blätter von Beifuss stimmen hinsichtlich der Form sehr mit denen des Bohnenkrauts überein. Sie sind gleich diesen ganzrandig, besitzen aber nicht die Haare, die man bei letzteren findet.

Wie sich erwarten lässt, wird man die Speisereste von Beifuss meist mit denen von Kopfsalat zugleich antreffen; von letzteren sind sie sowohl durch ihre Form als durch die Farbe unterschieden.

Die mikroskopische Untersuchung lehrt, dass die Wände der Epidermiszellen bei Beifuss nicht so stark wellenartig gebogen sind, wie bei Bohnenkraut; dass weiter die Spaltöffnungen bei Beifuss viel zahlreicher und grösser sind. Die grössten sind 42 Mikr. lang und 25 Mikr. breit (Fig. 109).

Bimbernell — holl. Pimpernel — nennt man die gefiederten Blätter von *Poterium Sanguisorba*, einer ausdauernden Sanguisorbee, die in Gemüsegärten kultivirt wird, in Holland aber auch wild wächst.

Die Blättchen, die jedes für sich gestielt, rund oder oval und grob gesägt sind, werden, von dem holzigen Mittelnerv abgezogen und feingehackt, nur als Gewürz zu Kopfsalat verwendet, woraus zu schliessen ist, dass man nur bei Anwesenheit dieses Blättergemüses in den Exkrementen auf das Vorkommen von Bimbernell zu achten hat.

Durch ihre lederartige Beschaffenheit und ihre dunkelgrüne Farbe unterscheiden sich die Fragmente der Bimbernellblätter von den übrigen Gewürzen. Es wird deshalb auch an den Zacken solcher Stückchen bei 105 facher Vergrösserung nicht viel mehr wahrgenommen als der Mangel deutlich sichtbarer Gefässbündel und der Besitz einer abgerundeten Spitze (Fig. 110).

Bohnenkraut — holl. Boonenkruid —. Von der Familie der Labiaten liefert nur ein Glied etwas für den Speisetisch, nämlich *Satureja hortensis*, eine einjährige Pflanze mit lanzettlich-linealen ganzrandigen Blättern; letztere werden als Gewürz zu Buffbohnen (den unreifen Samen von *Vicia Faba*) verwendet.

In dieser Zusammenstellung: Gartenbohnen mit Bohnenkraut, ist der erste Grund für die eventuelle Anwesenheit dieses grünen Krautes gelegen, d. h. findet man bei makroskopischer Untersuchung der Exkremente neben den Speiseresten von Gartenbohnen noch grüne Blattfragmente, so ist die Vermuthung begründet, dass dieselben von Bohnenkraut herrühren.

Bohnenkraut wird roh und zerkleinert, ohne irgend eine andere Zubereitung, zu Gartenbohnen gethan und verlässt den Körper wieder, ohne eine nennenswerthe Veränderung zu erfahren.

Die Punktirung der Bohnenkrautblätter findet ihre Ursache in kleinen Drüsen, denen die Absonderung des duftenden Oels obliegt, dem dieses Kraut seinen Wohlgeruch verdankt. Dieselben finden sich nur an der oberen Blattfläche und haben unter dem Mikroskop bei schwacher Vergrösserung das Aussehen brauner Fleckchen, mit einem Durchmesser von 26—52 Mikr.

Nicht weniger charakteristisch als diese kleinen Drüsen sind die zweizelligen hakenförmigen Haare, die an der Oberfläche und dem Rande des Blattes sich zeigen (Fig 111).

Von den zahlreichen Spaltöffnungen, welche die untere Fläche des Blattes besitzt, sind die grössten 33 Mikr. lang und 22 Mikr. breit.

Brennnesselblätter — holl. Brandnetels —. Die Spitzen junger Schösslinge von *Urtica dioica* und *U. urens* liefern im Frühjahr ein vielfach beliebtes Suppenkraut. Dass dieses Kraut auch auf andere Weise als Nahrungsmittel in Holland Verwendung fände, ist mir nicht bekannt. Ich selbst habe mich davon überzeugt, dass als Aromaticum für Suppen Brennnesselblätter dem Kerbel oder dem Sellerie nicht nachstehen.

Einzelne Stückchen der dunkelgrünen, feingehackten Blätter kann man an den groben Zähnen oder der feinen Spitze noch makroskopisch in den Speiseresten erkennen, besser aber mikroskopisch an den langen pfriemenförmigen einzelligen Haaren mit breiter Basis, mit denen die Blätter und Stengel von *Urtica* besetzt sind (Fig. 112).

Kerbel — holl. Kervel —. Die Familie der Umbelliferen liefert uns mehrere aromatische Gemüsearten. Wir besprechen hier zuerst diejenige, welche von *Anthriscus Cerefolium* stammt, einer einjährigen Pflanze, die in Gemüsegärten kultivirt wird. (Nicht zu verwechseln mit dem sogenannten Tollkerbel, *Conium maculatum*, der wild wächst und der sich am besten durch den Geruch unterscheiden lässt, wenn man das Kraut zwischen den Händen reibt.)

Kerbel wird gleich Petersilie dicht gesät, damit das junge Grün leicht abgeschnitten werden kann. Die feingehackten Blätter werden als Suppenkraut gegessen und bieten in diesem Zustande keine Merkmale mehr für die makroskopische Untersuchung der Exkremente.

Bei mikrospischer Untersuchung der gefiederten Blättchen, deren Stückchen man aus den Faeces abgesondert hat, sieht man aber, dass Kerbel sich von Petersilie und Sellerie durch kleine, einzellige, pfriemenförmige Haare am Blattrand unterscheidet, die die Gestalt gleichschenkliger Dreiecke haben und weit auseinander stehen (Fig. 113).

Lauch — holl. Prei —. Von der Familie der Liliaceen sind es die verschiedenen Arten der Gattung *Allium*, welche die aromatischen Gemüsearten liefern, die unter den Namen Lauch, Schalotten und Zwiebeln bekannt sind.

Wird von den beiden letzteren nur die Pflanzenzwiebel zur Nahrung benutzt, so isst man vom Lauch die ganze Pflanze (*Allium Porrum*). Es ist eigenthümlich, wie infolge der Kultivirung die Form der Zwiebel dermassen verändert ist, dass die Kugelform der Cylinderform gewichen ist.

Lauch wird als Schmorgemüse, Suppenkraut, aber auch roh als Gewürz zum Salat gegessen. Im ersten Falle können, wenn die Cylinder unzerkleinert und wie Spargeln servirt werden, längere häutig-faserige Reste in den Faeces gefunden werden.

Betrachtet man Speisereste von Lauch durch das Mikroskop, so können dieselben aus sehr in die Länge gezogenen dünnwandigen Parenchymzellen bestehen, die gallertartig weich geworden sind und je einen fadenförmigen, feinkörnigen Protoplasten enthalten, welcher um seine Längeachse gedreht ist und sich von der Zellenwand zurückgezogen hat (Fig. 114), oder man hat es mit den festeren Gefässbündeln zu thun, deren schöne Ring- und Spiralgefässe unsere Aufmerksamkeit erregen (Fig. 115).

Keines dieser Elemente bietet jedoch ein zuversichtliches Erkennungszeichen. Wir setzen darum die Untersuchung fort und entdecken bald äusserst dünne Häutchen, worin wir die Epidermis von Lauch wieder erkennen (Fig. 116), weil hier am Ende einer jeden elliptischen oder rautenförmigen Zelle eine Spaltöffnung sich findet. Diese Spaltöffnungen sind grösstentheils kreisrund; die grössten haben einen Durchmesser von 42 Mikr.

Als ein besonderes Merkmal für Lauch und andere Alliumarten kann man die grossen und kleinen warzenförmigen Auswüchse der Epidermiszellen betrachten, die bei einigen der isolirten Häutchen wahrgenommen werden (Fig. 117).

Petersilie — holl. Peterselie —, von *Petroselinum sativum*, gleichfalls eine Umbellifere, wird nicht als Suppenkraut, sondern als Gewürz zu andern Gemüsen (Möhren, Gartenerbsen), zu Fischsauce und zu gebackenen Fleisch- und Fischspeisen (Croquettes, Aal) verwendet.

Ebenso wie bei Kerbel, werden auch hier die Blattspreiten meist von den Blattstielen abgezogen und feingehackt, bevor dieses aromatische Gemüse in rohem Zustande den eigentlichen Nahrungsmitteln zugefügt wird um den Geschmack derselben zu erhöhen; auch gilt für die Ueberreste, die sich von Petersilie in den Exkrementen wiederfinden, in der Hauptsache dasselbe, was bei Kerbel gesagt wurde.

Die Anwesenheit von Petersilie kann schon vermuthet werden, wenn Gartenerbsen oder Möhren, oder auch Fischgräten und zugleich kleine Blattfragmente von unregelmässiger Form und hellgrüner Farbe aufgefunden werden.

Wie Fig. 118 erkennen lässt, sind die Blättchen zugespitzt; Fig. 119 setzt uns in die Lage, den Bau der Epidermis mit ihren wenig zahlreichen Spaltöffnungen, deren grösste 38 Mikr. lang und 23 Mikr. breit sind, kennen zu lernen.

Radieschen — holl. Radijs — nennt man die knollenförmigen Wurzeln von jungen Pflanzen des *Raphanus sativus* var. *Radicula*, die alsdann noch fleischig sind und roh zu Brot gegessen werden, oft noch mit den jüngsten grünen Blättern gekrönt, die man beim reinigen sorgfältig geschont hat.

Radieschen haben entweder eine weisse oder eine rothe Schale. Nach dem Genusse der letzteren Varietät kann man häufig, d. h. wenn der Aufenthalt in der Speiseröhre nur kurz war, in den Exkrementen Ueberreste dieser Gemüseart nachweisen, an denen die rothe Farbe der Schale noch wahrnehmbar ist.

Feingekaute Radieschen werden übrigens gleichsam unverändert in den Faeces ausgeschieden. Wurden sie mit den jüngsten Blättern gegessen, so hat man in den grünen Fragmenten derselben ein ausgezeichnetes Merkmal, vorzüglich in den 350—700 Mikr. langen, steifen einzelligen Haaren, die eine rauhe Oberfläche (stellenweise Verdickungen der Zellenwand) mit einem Kugelsegment als Basis haben (Fig. 120). Die Blätter sind an der Oberfläche mit diesen Haaren versehen.

Die Elemente, welche bei der Verdauung den grössten Widerstand leisteten, sind die tafelförmigen Zellen, die zu mehreren Schichten vereinigt, das darunter liegende Parenchym der Wurzeln bedecken (Fig. 121).

Schalotten — holl. Sjalotten — siehe Zwiebeln.

Sellerie — holl. Selderij — (*Apium graveolens*) ist in Holland das gebräuchlichste Suppenkraut. Es sind hierunter im allgemeinen die ziemlich harten dunkelgrünen glänzenden Blätter zu verstehen, die in südlicheren Ländern (Belgien, Frankreich) durch künstliche Kultivirung (Etiolirung) goldgelb oder gelbgrün und in höherem Grade mürbe werden, und dann roh zu Brot oder geschmort (cellerie au jus) gegessen werden.

Selbstverständlich kommen nach dem Genusse dieser letzteren älteren und ausgewachsenen Blätter mehr unverdaute Ueberreste an den Tag als von den kleineren, jüngeren. Erstere haben aus diesem Grunde häufig grössere Dimensionen als letztere.

Besieht man eine der Zacken eines Blättchens durch das Mikroskop, so fällt es auf, wie die centralen und peripherischen Gefässbündel in dem zugespitzten Apex des Blattes zusammenkommen (Fig. 122).

Fig. 123 veranschaulicht uns die Epidermis der unteren Blattfläche. Die Spaltöffnungen sind hier kreisrund, mit einem Durchmesser von 23 Mikr., oder eirund und haben dann eine Länge von 30 und eine Breite von 26 Mikr.

Zwiebeln — holl. Uien — und ***Schalotten*** — holl. Sjalotten — lassen sich für unsern Zweck als gleichwerthig auch zusammen behandeln. Schalotten sind die Zwiebeln von *Allium ascalonicum*, Zwiebeln (in engerem Sinne) diejenigen von *Allium Cepa*. Letztere finden die ausgedehnteste Verwendung in den Küchen Armer und Reicher, bei der Zubereitung einer grossen Zahl kalter und warmer Speisen.

Die Schalen der Zwiebeln dieser Gewächse, mag das Gemüse roh, gekocht oder gebacken, oder eingemacht genossen worden sein, sind in den Exkrementen so leicht zu erkennen, dass bei der makroskopischen Untersuchung die Diagnose der kleinsten Stückchen oder Schälchen sogar nicht schwierig ist. Auch in dieser Hinsicht weichen Schalotten und Zwiebeln nicht merkbar von einander ab.

Wenn irgendwo, so lässt sich hier sagen: man erkennt die Speisereste von Schalotten und Zwiebeln an ihrer eigenthümlichen Gestalt, dem *habitus sui generis*. Roh gegessen (zu mehreren Salaten, Häring, Stockfisch u. s. w.) behalten die Schalen ihre knorpelartige Härte, ihre Durchsichtigkeit und ihr gestreiftes Aussehen. Kleine Zwiebeln und Schalotten aus Eingemachtem (sogenannte Perlzwiebeln) fand ich unzerquetscht, gleich Erbsen, wieder.

Gekochte Schalen unterscheiden sich von rohen nur dadurch, dass ihr Zustand von fleischig in häutig, von hart in weich übergegangen ist und sie dünner und durchsichtiger geworden sind.

Unter den Speiseresten von Schalotten fand ich häutige Ueberreste, wovon jede Parenchymzelle einen schön monosymmetrischen Krystall (einige zu Zwillingsformen vereinigt) von Calciumoxalat enthielt (Fig. 124 bei 105 facher Vergrösserung).

Diese Krystalle sind optisch aktiv und erscheinen am schönsten, wenn man sie bei polarisirtem Licht durch das Mikroskop betrachtet.

Man findet solche Krystalle gleichfalls in den Ueberresten von Zwiebeln (Fig. 125 bei 435 facher Vergrösserung).

Bei mikroskopischer Untersuchung anderer Häutchen aus den Speiseresten von Zwiebeln sehen wir, dass auch hier die nämlichen warzigen Auswüchse der Epidermiszellen gefunden werden wie bei Lauch (Fig. 117) und dass die Epidermis der Schalen aus einem regelmässig gebauten Gewebe tafelförmiger Zellen ohne Spaltöffnungen besteht (Fig. 126).

Anhang.

Als nicht zu einer der in den vorigen Kapiteln behandelten Gemüsearten gehörend, seien hier noch zwei Nahrungsmittel erwähnt, die zwar nur zweifelhaften Nährwerth haben, bei der Zubereitung von Fleischspeisen und Saucen jedoch als Delicatessen vielfach Verwendung finden, n. l.

Champignons . . . . . . *Psalliota campestris.*
und Trüffeln . . . . *Tuber aestivum.*

Obgleich der Genuss essbarer Schwämme in südlichern Ländern allgemein ist, für die meisten Arten sich jedoch beschränkt auf die Gegenden, wo sie wild wachsen, begnügen wir uns hier mit der Beschreibung der soeben erwähnten Arten, weil nur diesen in frischem und konservirtem Zustande eine grössere Verbreitung zu Theil geworden ist.

Bezüglich ihrer Abstammung, bilden diese Nahrungsmittel insofern eine Ausnahme, als sie von Pflanzen der Hauptabtheilung der Kryptogamen geliefert werden — alle übrigen in diesem Buche behandelten Nahrungs- und Genussmittel hingegen von solchen, welche zu den phanerogamen Gewächsen gehören.

Champignons und Trüffeln unterscheiden sich aber von letzteren durch ihren hohen Stickstoffgehalt, aus welchem Grunde mehrere Gelehrte den Nährwerth derselben so hoch angeschlagen, dass sie in dieser Hinsicht Fleischspeisen nicht nachstünden. Spätere Untersuchungen jedoch haben gezeigt, dass dieser so oft gerühmte Nährwerth[1]) viel zu hoch geschätzt worden ist, weil die Schwämme zu den Nahrungsmitteln gehören, welche am schwersten verdaulich sind, sodass man annehmen darf, dass von den in ihnen enthaltenen Nährstoffen immer ein beträchtlicher Theil unverdaut wieder ausgeschieden wird.

---

[1]) Die essbaren Schwämme, die am wenigsten Stickstoff enthalten, nähern sich hinsichtlich dieses Gehalts den an Stickstoff reichsten pflanzlichen Nahrungsmitteln, wie Erbsen und Bohnen. In Champignons und Trüffeln ist jedoch sogar mehr Stickstoff als im Fleisch enthalten.

Ich habe die aus Exkrementen abgesonderten Trüffelstückchen, nach vollständiger Reinigung und Trocknung bei 100° C. auf ihren Stickstoffgehalt untersucht und fand noch 22,9% Eiweissstoffe in denselben. Rechnet man jetzt (nach König) durchschnittlich den Eiweissgehalt von bei 100° C. getrockneten Trüffeln auf 33%, so ersieht man, dass noch nicht $1/3$ des Ganzen bei der Verdauung zur Geltung kommt.

Dass die Ergebnisse dieser Untersuchungen mit meinen makro- und mikroskopischen Wahrnehmungen der Speisereste ganz im Einklang stehen, wird aus den folgenden Zeilen klar werden.

Champignons — holl. Champignons — (*Psalliota campestris*). Die Speisereste von Champignons, die nach dem Genusse dieser Delicatesse (?) in grossen Mengen in den Exkrementen gefunden werden, lassen sich nach ihrer äusseren Beschaffenheit am besten mit dem Handelsprodukte vergleichen, das den Namen „Zunder" trägt (dem geschlagenen und präparirten Hut von *Fomes fomentarius*). Sie erscheinen als braune schlüpfrige Stückchen von unregelmässiger Form und verschiedener Grösse und sind schwammartig weich. Oft nimmt man an diesen Stückchen tafelförmige Anhänge wahr: die Ueberreste nicht feingekauter Lamellen des Champignons.

Presst man ein solches Stückchen zwischen Objekt- und Deckglas, oder stellt man einen Durchschnitt desselben her, so bemerkt man bei der Beobachtung durch das Mikroskop sofort an dem feinfaserigen Gewebe, dass diese äusserst dünnen Fäden Hyphen sind und von einem Fungus herrühren.

Man könnte denken, dass man es mit einem Stückchen Bindegewebe aus Fleisch zu thun hätte, dessen mikroskopische Gestalt der des Pseudo-Parenchyms von Myceliumfäden sehr ähnlich erscheint; allein man erhält die Gewissheit, dass die Stückchen in der That aus Hyphen bestehen, wenn ein Tropfen starker Salpetersäure dieselben **nicht** gelb färbt (Bindegewebe wird von Salpetersäure dunkel citronengelb gefärbt: Xanthoproteïnreaction).

Mit andern Fungi theilen die Champignons die Eigenschaft, dass die kleinen Krystalle von Calciumoxalat nicht in den Zellen (Hyphen), sondern zwischen den Zellen sich ansetzen (Fig. 127).

Trüffeln — holl. Truffels — (*Tuber aestivum*). Bevor man Trüffeln unter die Fleischspeisen mischt, werden sie feingehackt, oder zu dünnen Scheibchen geschnitten. Sie erscheinen in derselben Form, in welcher sie heruntergeschluckt wurden, d. h. als kohlschwarze Stückchen von unregelmässiger Form und verschiedener Grösse, in den Exkrementen wieder.

Diese Stückchen sind knorpelartig hart und verrathen sogleich ihre Herkunft, wenn man einen Schnitt derselben unter dem Mikroskop betrachtet, durch die Anwesenheit zahlreicher kugelförmig-elliptischer Sporen, die mit einer Menge Stacheln versehen sind und eine braune Farbe haben (Fig. 128).

Die Längsachse der grössten Sporen beträgt 45 Mikr.

II. Früchte.

Haben wir im Vorhergehenden schon einige Früchte besprochen, die in unreifem Zustande geerntet, als Gemüse gegessen werden (Erbsen, Gurken, Salatbohnen, Schnittbohnen, Stachelbeeren), so wollen wir uns jetzt mit jenen Früchten beschäftigen, deren Verwendung als Genussmittel von vollständiger Reife bedingt wird.

Wir nennen hier „Früchte" jene Erzeugnisse des Pflanzenreichs, welche im täglichen Leben diesen Namen tragen und rechnen dazu also nicht nur die eigentliche Frucht in botanischem Sinne, sondern auch diejenigen, bei denen, wie bei Erdbeeren, Ananas, Maulbeeren, Hagebutten und Feigen, noch andere Organe als ausschliesslich das Ovarium an der Zusammensetzung der „Frucht" sich betheiligten.

Früchte sind Nahrungs- und Genussmittel zugleich. Von den nährenden Stoffen, die sie enthalten, sind, nächst Zucker und Pflanzensäure, die Eiweissstoffe zu nennen. In einzelnen Fällen (Bananen) enthalten sie auch Stärke.

Die meisten Fruchtarten schmeicheln unsern Sinnen durch ihre schönen Farben, ihren angenehmen Geruch und meist erfrischenden Geschmack.

Der süss-schmeckende Stoff der Früchte besteht aus Gemischen verschiedener Zuckerarten, u. a. Dextrose, Lävulose und Saccharose. Die Säuren, die den Früchten den angenehm erfrischenden Geschmack ertheilen, sind: Apfelsäure bei Aprikosen, Aepfeln, Kirschen, Birnen, Pfirsichen und Pflaumen; Apfelsäure und Weinsäure bei Trauben; Apfelsäure und Citronensäure bei Johannisbeeren und Stachelbeeren; Citronensäure bei Citronen etc. Darin aber stimmen sämmtliche Fruchtarten überein, dass sie reich an Wasser (Erdbeeren enthalten mehr als 90%) und arm an Eiweissstoffen sind.

Von den duftigen Bestandtheilen, dem eigentlichen Aroma der Früchte, die als Nahrungsmittel Verwendung finden, ist mit Bestimmtheit nur wenig bekannt. Wie gross der Einfluss auch sein möge, den das Arom auf den Geschmack ausübt (man denke nur an Erdbeeren, Melonen und Tafelbirnen), soviel ist gewiss, dass das aromatische Princip nur in ganz geringem Maasse darin vorkommt. Bedenkt man weiter, dass diese Riechstoffe sehr zusammengesetzt sind und zu den veränderlichsten, zersetzlichsten chemischen Verbindungen gehören, so ist es erklärlich, dass der Mensch noch nicht im Stande gewesen ist, diese Geheimnisse des Pflanzenlebens ganz zu enthüllen.

Zwar wissen wir, dass bei vielen Fruchtarten (Citronen, Apfelsinen) und den Spezereien (Anis, Wacholderbeeren, Pfeffer, Piment und Fenchel — die auch zu den Früchten gehören), das aromatische Princip ein ätherisches Oel ist, d. h. ein Gemenge mehrerer chemischer Verbindungen (unter denen Aldehyde vorkommen) und dass das Arom der Vanille ein krystallinischer Aldehyd ist, welcher Methylprotocatechualdehyd heisst, dennoch müssen wir gestehen, dass hinsichtlich der wahren Natur des feinen Aroms der meisten essbaren Früchte (Ananas, Muskateller- und Malvasier-Traube, Melone, Tafelbirne etc.), die vielleicht aus zusammengesetzten Aethern gebildet werden, unsere Kenntnisse noch sehr mangelhaft sind.

Eigenthümlich ist es, dass das Arom der Früchte sich während des Reifens bildet, d. h. zu einer Zeit, wo die grösste Quantität freier Pflanzensäure von Alkali neutralisirt ist, welches aus den Wurzeln der Pflanze zugeführt wurde und der Zuckergehalt das Maximum erreicht hat.

Während viele Früchte (Erdbeeren, Johannisbeeren, Himbeeren, Korinthen, Rosinen und Feigen) ganz, also sammt der Schale und den

Kernchen gegessen werden, entfernt man bei andern (Ananas, Bananen, Trauben, Stachelbeeren) vorher die Schale, oder auch die Schale nebst den Samen (Aprikosen, Aepfel, Melonen, Birnen, Pfirsiche, Apfelsinen). Von einigen Früchten wiederum wird die ganze saftige oder fleischige Frucht mit der Schale, jedoch ohne die harten Kerne gegessen (Datteln, Kirschen, Pflaumen, Hagebutten, Liebesäpfel).

Es ist demnach einleuchtend, dass von den verschiedenen Früchten die Ueberreste, welche in den Exkrementen wiedergefunden werden, auch verschiedenartig sein werden, sodass bald in der Fruchthaut nebst den Samen, bald in nur einem dieser beiden, die Merkmale zu suchen sind, welche zur Erkennung der genossenen Nahrung führen müssen.

Von den Früchten, welche in Holland und Deutschland allgemein vorkommen, wollen wir die folgenden näher betrachten:

Aepfel	*Pirus Malus.*
Ananasse	*Ananas sativus.*
Apfelsinen	*Citrus Aurantium.*
Aprikosen	*Armeniaca vulgaris.*
Bananen	*Musa paradisica. M. sapientum.*
Birnen	*Pirus communis.*
Datteln	*Phoenix dactylifera.*
Erdbeeren	*Fragaria vesca.*
Feigen	*Ficus Carica.*
Hagebutten	*Rosa pomifera. R. rugosa.*
Heidelbeeren	*Vaccinium Myrtillus.*
Himbeeren	*Rubus idaeus.*
Johannisbeeren	*Ribes rubrum.*
Kirschen	*Prunus avium.*
Korinthen	*Vitis apyrena.*
Liebesäpfel	*Lycopersicum esculentum.*
Maulbeeren	*Morus nigra.*
Melonen	*Cucumis Melo.*
Pfirsiche	*Persica vulgaris.*
Pflaumen	*Prunus domestica.*
Preisselbeeren	*Vaccinium Vitis idaea.*
Rosinen	*Vitis vinifera.*
Stachelbeeren	*Ribes Grossularia.*
Trauben	*Vitis vinifera.*

Aepfel — holl. Appelen — (*Pirus Malus*). Die Speisereste von Aepfeln bieten soviel Erkennungszeichen, dass man bezüglich der Identität nicht lange zu zweifeln braucht. Diese Erkennungszeichen findet man an der Schale, dem Kernhaus und den Kernen, von denen, sei es, dass die Aepfel roh oder gekocht gegessen wurden, immer irgend ein Ueberrest in den Faeces gefunden wird.

58 Die pflanzlichen Nahrungs- und Genussmittel.

Von diesen drei interessiert uns am wenigsten die Schale, welche aus kleinen dickwandigen polygonen Zellen (grösste Längsachse 50 Mikr.) gebaut ist und sich nicht bedeutend von der Epidermis andrer Früchte unterscheidet.

Die zähen, pergamentartigen Platten des Endocarpiums, die in der Apfelfrucht zusammen die Höhle bilden, welche man Kernhaus nennt, geben, wenn sie in den Exkrementen angetroffen werden, den unumstösslichen Beweis, dass man Aepfel gegessen hat.

Sie fallen bei der makroskopischen Untersuchung sofort auf und eignen sich für die mikroskopische Untersuchung, nachdem man mittels des Schultz'schen Macerationsverfahrens den Zusammenhang der sie aufbauenden botanischen Elemente gelockert hat. Sie geben sich dann als Sclereiden zu erkennen (Fig. 129) von sehr abweichender Länge und Breite mit einem spaltförmigen engen Lumen und kleinen lichtbrechenden Körnern als Inhalt. Ich habe diese dickwandigen Zellen gemessen und fand solche von einer Länge von 700 Mikr., während die grösste Weite der kleinen zusammengedrängten Zellen noch nicht 30 Mikr. betrug.

Die kastanienbraunen Samen, die nach der Digestion braunschwarz abgesondert werden, sind eiförmig, platt, auf einer oder beiden Seiten gewölbt, durchschnittlich 9 mm lang und 4,5 mm breit, mit einer breiten abgerundeten und einer gegenüberliegenden scharfen Spitze, die beide an dem schärfsten Rande durch die Samennaht (Raphe) verbunden sind.

Auf dem Querschnitt der lederartigen Samenhaut (Fig. 130) ist die äussere Wand der mit einer Cuticula bedeckten Epidermiszellen deutlich dicker geworden. Wenn man dieselbe mit Wasser in Berührung bringt, schwillt sie sehr auf, sodass die Cuticula platzt und die geschwollene Wand sich als ein formenloser Schleim in das Wasser vertheilt.

Die äussere Samenhaut, die an einigen Stellen eine Dicke von 250 Mikr. erreicht, setzt sich aus kleinen dickwandigen Zellen zusammen. Von denen der äusseren Schichten sind die Wände braun gefärbt, die Wände der übrigen Zellen sind farblos.

Ananasse — holl. Ananas — (*Ananas sativus*). Diese Frucht ist eine zusammengesetzte Beere, die sich aus der ungeniessbaren Zentralachse der Inflorescenz, nebst den darauf sitzenden in Beeren verwandelten Fruchtknoten und den fleischig gewordenen Deckblättern gebildet hat, und von einer harten rauhen Schale umgeben ist. Letztere wird ebenso wie der holzige Blütenstiel vor dem Genuss entfernt; dieses verhindert aber doch nicht, dass von der rothbraunen Schale kleine Stückchen in den Gruben der Oberfläche sitzen bleiben, die auch beim Durchgang durch den Darmkanal nicht losgelöst werden und mit dem holzigen, zähen Fruchtfleisch unverändert in den Exkrementen an den Tag kommen.

Sind die Ananasse nicht kultiviert, sondern rühren sie von wild wachsenden Pflanzen her, so enthalten sie kleine, rothbraune Samen, die Apfelsamen sehr ähnlich sehen, jedoch kleiner (4 mm lang und 2 mm breit) als diese sind, und bei der makroskopischen Untersuchung der Speisereste unsre Aufmerksamkeit erregen (in kultivierten Exemplaren kommen keine Samen oder Kerne vor).

Da die Härte und Rauheit der Fruchtschale durch die trocken gewordenen Spitzen der Deck- und Blumenblätter verursacht wird, und der anatomische Bau der letzteren von dem des Fruchtfleisches abweicht, wird die mikroskopische Untersuchung eines quer durch diese Theile gehenden Schnittes die Vermuthung bestätigen, dass man in der That die Speisereste von Ananas vor sich hat. Man sieht dann, dass das farblose zähe Gewebe aus dickwandigen getüpfelten Parenchymzellen und die braune Schale aus einer Menge Schichten tafelförmiger Korkzellen aufgebaut ist.

Hat man die wild gewachsene Ananas vor sich, die wohl Samen trägt, und hat man letztere aus den Exkrementen abgesondert, so lehrt die mikroskopische Untersuchung eines Querschnitts dieser Organe, die ein zackiges Aussehen hat (Fig. 131), dass die rothbraune lederartige Samenhaut, die den Kernen eine wellenförmige Oberfläche ertheilt, an einigen Stellen sogar 100 Mikr. dick ist. Sie besteht aus dickwandigen, in radialer Richtung verlängerten Zellen, deren Lumen die Form einer Spalte zeigt. Zwischen dieser und dem Endosperm liegt ein Zellenmantel in der Dicke einer Schicht, der an die Kleberschicht der Kornfrüchte erinnert.

Nachdem man die Samenhaut einer gehörigen Vorbereitung zur mikroskopischen Untersuchung unterworfen hat, entdeckt man, dass zwei verschiedene Zellenschichten vorhanden sind: eine äussere von Sclereiden und eine innere von schlauchförmigen Zellen, deren Längsachse senkrecht auf der ersteren steht (Fig. 132).

Apfelsinen — holl. Sinaasappelen — (*Citrus Aurantium*). Bei der Behandlung der Orangenfrucht als Leckerbissen beschränkt unser Interesse sich auf das saftige Fruchtfleisch und wir beschäftigen uns demnach weder mit der an ätherischem Oel reichen Schale, noch mit dem zwischen Fleisch und Schale gelegenen geruch- und geschmacklosen schwammartigen Gewebe.

Die Eigenschaft der Orangenfrucht, dass das in viele Fächer vertheilte Fruchtfleisch von langgestielten, birnförmigen Bläschen gebildet wird, worin der sauer-süsse Saft enthalten ist, kommt uns bei der makroskopischen Untersuchung der Speisereste von Apfelsinen zu statten. Findet man doch nicht nur häutige gekaute Bissen von ziemlich bedeutendem Umfang in den Exkrementen wieder, sondern man sieht überdies eine grosse Menge der erwähnten Bläschen, ganz oder theilweise durch einen wässerigen Inhalt aufgeblasen, im Waschwasser umherschwimmen — eine Erscheinung, der der Apfelsinengenuss vorangegangen sein muss.

Die eigentlichen Saftbehälter, die eine längliche (oblonge) Form haben, sind, gleich den Stielen, woran sie sitzen, aus einem Gewebe dünnwandiger Zellen gebaut, die, mikroskopisch betrachtet, die Eigenthümlichkeit besitzen, dass viele derselben kleine Krystalle (hexagonale Prismen) von Calciumoxalat enthalten. In den Stielen (Fig. 133) sind diese Krystalle weiter zu grossen, dichten Rosetten, welche eine gelbbraune Farbe angenommen haben, herangewachsen.

Bisweilen findet man nach dem Genusse von Apfelsinen einen einzelnen Kern in den Faeces. Dasselbe ist der Fall mit Citronenkernen, wenn man Lemon-Squash getrunken, oder mit Citronenscheibchen zubereiteten Fisch gegessen hat. Durch die mikroskopische Untersuchung solcher Speisereste und die Thatsache ob Fischgräten aufgefunden wurden oder nicht, neigt sich das Urtheil nach Citronen oder nach Apfelsinen hin.

Aprikosen — holl. Abrikozen — (*Armeniaca vulgaris*). Für die Untersuchung der Exkremente ist hier der Umstand sehr wichtig, ob Aprikosen roh oder gekocht (als Kompot) gegessen wurden. Pflegt man nämlich im erstern Fall die Schale und den steinharten Kern zu entfernen, so werden im letztern Falle diese Früchte, entweder frisch, konservirt oder getrocknet, mit der Schale zubereitet, und nur in den Ueberresten der letztern sind die Erkennungszeichen zu suchen. Aber auch nach dem Genusse von Aprikosen als frisches Obst ist die Möglichkeit da, dass von der Schale, die bei unvollkommener Reife nicht leicht sich vom Fruchtfleisch trennt, Theile sitzen bleiben und hinuntergeschluckt werden.

Solche aus den Faeces abgesonderte Schälchen erscheinen als farblose, oft mit rostfarbenen Fleckchen (Lentizellen) versehene Häutchen, die selbstverständlich die Epidermis der Frucht darstellen. Sie bestehen aus kleinen polygonen Zellen, die von einer grossen Menge kurzer und langer, schwach gebogener, einzelliger Haare bedeckt sind, welche eine dicke Wand und meistens eine stumpfe Spitze haben. Diese sind es, welche der Frucht das sammtartige Aeussere verleihen. Die Tüpfelung, welche die Epidermis unter dem Mikroskop zeigt, wird von den vielen Narben verursacht, welche die abgefallenen Haare zurückgelassen haben (Fig. 134).

Stomata sind nicht selten; sie haben eine Länge von 41 und eine Breite von 26 Mikr.

Bananen — holl. Bananen oder Pisangs. — Die tropischen Früchte, welche Bananen oder Pisangs genannt werden und von *Musa sapientum* oder einer anderen Art der Gattung *Musa* herrühren, sind Beeren mit einem lederartigen Epicarpium, worin Samen nicht gefunden werden.

Bei mikroskopischer Untersuchung des weissen aromatischen Fleisches der reifen Frucht (Fig. 135), bemerkt man, dass die Mehrzahl der Parenchymzellen, die sich an der Zusammensetzung desselben betheiligen, ihre Stärke verloren und nur wenige Zellen dieselbe behalten haben[1]).

Für die makroskopische Untersuchung liefern die Speisereste von Bananen kein Material. Die Merkmale, woran diese Frucht in den Exkrementen zu erkennen ist, müssen in dem feinen Bodensatz des Waschwassers und besonders in den stärkehaltigen Parenchymzellen des Fruchtfleisches gesucht werden.

---

[1]) Die in der Abbildung dunkelfarbigen wurstförmigen Ketten sind aufeinandergesetzte gefässförmige Zellen, welche die Gefässbündel umgeben und ein Chromogen enthalten, das unter Einfluss der Luft dunkelbraun gefärbt wird. Die grössten dieser Zellen haben eine Längsachse von 440 Mikr.

Wie die Zellen, sind die dieselben füllenden Stärkekörner von unregelmässiger Form und von sehr ungleicher Grösse. Sie sind abgerundetviereckig, länglich-oval, keulenförmig u. s. w. Während der Verdauung bleiben sie in der Zelle eingeschlossen.

Birnen — holl. Peren — (*Pirus communis*). — Haben wir es bei Aepfeln mit einem Kernhaus zu thun, dessen Wände aus zähen, pergamentartigen Blättchen bestehen, so sind bei der Birne diese Wände häutig und eignen sich nicht zur Erkennung der Frucht von *Pirus communis*; hingegen ein anderes, nicht weniger bedeutendes Element, das in allen Birnen gefunden wird und beim Apfel fehlt, setzt uns in den Stand, in der kleinsten Speiserestemenge Birnen nachzuweisen. Wir meinen die Knäuel der Steinzellen, die im Fruchtfleisch einer jeden Birne vorkommen und bei den schlechten Arten so zahlreich und gross sind, dass man die Frucht steinicht nennt.

Am besten kann man diese Gruppen dickwandiger Zellen beim Durchschnitt einer rohen Birne wahrnehmen (Fig. 136); aber auch die weissen undurchsichtigen Theilchen, die in den gallertartigen, durchsichtigen Speiseresten wahrgenommen werden, erkennt man sofort als Steinzellen wieder, wenn man ein solches Stückchen zwischen zwei Objektgläsern zusammengepresst hat und durch das Mikroskop betrachtet (Fig. 137).

Sind Birnen entweder roh oder gekocht mit der Schale gegessen worden, so kann man gewiss sein, die unverdaubaren Ueberreste der letzteren in den Faeces wiederzufinden. Fig. 138, welche sich auf kalifornische Birnen bezieht, gibt dafür ein Beispiel. Die Epidermis ist aus viereckigen und rechtwinkligen Zellen aufgebaut. Die Cuticula zeigt ein sehr schönes feingestreiftes Aussehen und erregt durch eine grosse Menge rostfarbener Flecken (Lentizellen), in der Photographie dunkelgefärbt, unsere Aufmerksamkeit.

Ausser den genannten Elementen können die Samen, die sehr oft mit hinuntergeschluckt werden, in den Faeces den Beweis dafür liefern, dass Birnen gegessen wurden. Ich habe wahrgenommen, dass diese Kerne braunschwarz gefärbt zum Vorschein kommen, 9—10 mm lang und 4—5 mm breit sind, bisweilen (gleich Apfelkernen) einen Anfang der Keimung zeigen, wenn die Früchte während längerer Zeit aufbewahrt worden waren, jedoch weder makroskopisch, noch mikroskopisch von denen von Aepfeln abweichen. Fig. 139 zeigt den Querschnitt der Samenhaut.

Datteln — holl. Dadels — nennt man die süsse Beerenfrucht der Dattelpalme, *Phoenix dactylifera*. Bevor sie gegessen werden, entfernt man den steinharten Kern; die Ueberreste, welche nach der Verdauung in den Faeces vorkommen, sind dicke, braune, häutige Gebilde, die vom Epicarpium herrühren. Ausser diesen Objekten, die gross genug sind um sie bei makroskopischer Untersuchung der gereinigten Speisereste mittels Nadeln absondern zu können, findet man im Bodensatz des Waschwassers Elemente, die bei der mikroskopischen Untersuchung wohl zu beachten sind.

Die Häutchen, welche die Epidermis der Frucht darstellen (Fig. 140), bestehen aus einem Gewebe kleiner, dickwandiger Zellen, welche eine

62 Die pflanzlichen Nahrungs- und Genussmittel.

braune Kugel enthalten. Die grösste Dimension dieser Zellen beträgt nur 26 Mikr., inwendig gemessen. Spaltöffnungen kommen wenig vor und sind nicht leicht wahrnehmbar.

An der inneren Fläche der Epidermis liegt ein Pflaster von Steinzellen, die in dem Fig. 141 abgebildeten Präparat mittels eines Messerchens theilweise abgekratzt sind, während sie theilweise geschont wurden, und in Fig. 142 in isolirtem Zustande, (aus dem Wasser, worin sie sich abgesetzt hatten, herrührend) wiedergegeben werden.

Ausser diesen Elementen findet man in dem feinen Bodensatz des Waschwassers grosse, abgerundete, braune Körper von verschiedener Dimension, die häufig 350 Mikr. lang sind (Fig. 143).

Die Untersuchung der Frucht hat mich gelehrt, dass diese braunen Gegenstände den Inhalt einer besonderen Art dünnwandiger Parenchymzellen bilden, die als grosse, durchsichtige Blasen um einen braunen Kern erscheinen (Fig. 144). Diese braunen Kugeln werden durch Ferrichlorid schwarz gefärbt und bei der Verdauung aus den erwähnten Zellen freigemacht. Diese Zellen wiederum bilden einen Mantel von 0,5—1 mm Dicke, der auf einem Querschnitt der Frucht, auf der Grenze zwischen Epi- und Mesocarpium, als brauner Ring erscheint.

Erdbeeren — holl. Aardbeien — die ausgewachsenen, fleischig und saftig gewordenen Blüthenboden von *Fragaria vesca*, tragen an der Oberfläche zahlreiche kleine Steinfrüchtchen, die ihnen das bekannte getüpfelte Aeussere ertheilen.

Viel mehr als diese kleinen Organe, die Leeuwenhoek im Jahre 1717 schon in seinen Exkrementen wiederfand und „zaden" (Samen) nannte, kann man nach dem Genuss von Erdbeeren nicht nachweisen. Einzelne findet man an der Oberfläche des Waschwassers schwimmend, in den meisten Fällen noch mit dem vertrockneten, abstehenden Griffel, die grössere Zahl jedoch auf dem Boden des Gefässes, in welchem man die gereinigten Speisereste sich hat absetzen lassen.

Diese Steinfrüchtchen haben die Form einer Ocarina, sind nur 1,5 mm lang und 1 mm breit, und besitzen eine steinharte Wand, deren Querschnitt (Fig. 145) uns lehrt, dass dieselbe aus dickwandigen (Stein-) Zellen zusammengesetzt ist.

Von der Epidermis von Erdbeeren findet man braune Läppchen von verschiedenartiger Form in den Faeces wieder, die unter dem Mikroskop als ein Gewebe brauner, tafelförmiger Zellen erscheinen, woran nichts Eigenthümliches zu bemerken ist (Fig. 146).

Feigen — holl. Vijgen — die sogenannten Früchte von *Ficus Carica*, sind eigentlich birnförmig ausgewachsene Blüthenboden, welche die darauf eingepflanzten oberständigen Früchtchen einschliessen, oder, botanisch ausgedrückt, zusammengesetzte Steinfrüchte mit einem stark entwickelten, allgemeinen, krugförmigen Blüthenboden.

Feigen werden frisch oder getrocknet als Tafelobst gegessen; sie verrathen ihre Anwesenheit in den Faeces durch pomeranzengelbe, fast kugelrunde Steinfrüchtchen, die nicht mehr als 1,5 mm Durchmesser zeigen, und weiter durch häutige und fleischige Reste, welche von der Epidermis und dem Fleisch der falschen Frucht herrühren.

Die Epidermis besteht hier aus sehr kleinen, polygonen Zellen (längste Achse 20 Mikr.) mit dicken Wänden, die vereinzelt zu kleinen, stumpfen Haaren ausgewachsen sind (Fig. 147).

Das Fruchtfleisch kennzeichnet sich durch verzweigte Milchsaftgefässe und zahlreiche, mit Krystallsternen von Calciumoxalat gefüllte Parenchymzellen (Fig. 148).

Hagebutten — holl. Rozebottels — heissen jene eigenthümlichen Früchte, welche von *Rosa pomifera, R. rugosa* und anderen Arten stammen: fleischige, krugförmige Blüthenboden, die zahlreiche, steinharte Achaenen umschlossen halten.

Hagebutten finden nicht viel Verwendung. Man isst sie ausschliesslich in Zucker eingemacht als Delikatesse. Dazu befreit man sie soweit von allen Anhängseln (vertrocknete Kelchblätter an der Spitze des fruchtartigen Gebildes; steife Haare an der inneren Seite) und von den eigentlichen Früchtchen, dass nur der feuerrothe, fleischige Blüthenboden übrig bleibt; die Entfernung dieser Theile findet jedoch fast niemals so sorgfältig statt, dass dieselben nicht noch vereinzelt vorkämen. Diese findet man nach dem Genusse eingemachter Hagebutten in den Exkrementen wieder.

Zuerst erregen bei der makroskopischen Untersuchung solcher Speisereste jedoch die hellbraun gefärbten dünnen Blättchen von verschiedener Dimension, die im Wasser schwimmen, unsere Aufmerksamkeit. Durch die grossen, kreisrunden Lentizellen sind dieselben getüpfelt. Sie sind fast sämmtlich an den Rändern aufgerollt.

Betrachtet man dieselben durch das Mikroskop (Fig. 149), so sieht man, dass die Zellen klein, abgerundet, polygon sind und ziemlich dicke Wände haben.

Von den Zellen des Parenchyms enthalten viele Krystalle oder Krystallsterne von Calciumoxalat (Fig. 150), während die steifen, einzelligen Haare, die in Hagebutten unter den Achaenen vorkommen, ausserordentlich dickwandig und sehr lang sind (Fig. 151).

Die Achaenen, welche, wenn sie vorhanden sind, auf dem Boden des Gefässes liegen, in welchem die Speisereste sich abgesetzt haben, haben eine Länge von 5—6 und eine Breite von 3,5 mm, braune Farbe und eine glänzende, glatte, in Facetten vertheilte Oberfläche. Der Querschnitt der 1 mm dicken Fruchtwand (Fig. 152) zeigt, dass dieselbe aus einem starken Gewebe von Sclereiden zusammengesetzt ist.

Heidelbeeren — holl. Blauwe Boschbessen — stammen von *Vaccinium Myrtillus*. Die von denselben ausgeschiedenen Speisereste sind von zweierlei Art: häutige Stückchen oder Blättchen, welche von der Epidermis der Frucht herrühren, und Samen.

Die ersteren stammen entweder von dem untern Theil der Beere und sind ganz farblos, oder von dem obern Theil und zeigen dann einen dunkelfarbigen fünfeckigen Ring (Fig. 153), der die Grenzscheide zwischen dem Fruchtboden und dem unterständigen Fruchtknoten angibt. An der inneren Seite stehen in gleicher Entfernung 10 dreieckige Hügelchen (die Ueberreste der Helmfäden), während den Mittelpunkt des Ganzen ein kreisrundes schwarzes Blättchen einnimmt: der Ueberrest des Griffels.

Die Epidermis besteht aus einem regelmässigen Gewebe quadratischer und rechtwinkliger Zellen mit dünnen Wänden (Fig. 154), an deren innerer Fläche vereinzelt quadratische dickwandige Idioblasten mit dunkelbraunem Inhalt verbreitet liegen (die dunklen Punkte der Photographie).

Die Kernchen (Samen) der Heidelbeeren sind sehr klein, von schwarzer Farbe und haben die Form eines stumpfwinkligen Dreiecks, dessen den stumpfen Winkel einschliessende Seiten gewölbt erscheinen. Ihre Länge beträgt 1—2, ihre Breite nicht mehr als 1 mm. Wie die äussere Samenhaut unter dem Mikroskop aussieht, zeigt Fig. 155. Dieselbe besteht aus länglichen, schön getüpfelten Zellen mit dicken braunfarbigen Wänden, welche zahlreiche Wandkanäle besitzen.

Der Querschnitt von Heidelbeerensamen zeigt bei 105-facher Vergrösserung das durch Fig. 156 dargestellte Bild.

Himbeeren — holl. Frambozen — nennt man die Gesammtheit saftiger, duftiger Steinfrüchtchen von *Rubus idaeus*, welche, untereinander mehr oder weniger verwachsen, auf dem kegelförmig erhobenen Blüthenboden sitzen.

Ich fand nach dem Genusse eine grosse Menge dieser Früchtchen, zerquetschte und unversehrte, alle noch mit dem vertrockneten fadenförmigen Griffel versehen, in den Exkrementen wieder, wie auch zahlreiche Kernchen, die von ihrer früheren Umgebung losgelöst waren.

Die mikroskopische Untersuchung jener Speisereste lehrte, dass die Epidermis der Steinfrüchtchen mit einem filzartigen Gewebe kleiner einzelliger Haare bedeckt ist, die wurmförmig gekrümmt sind. Zwischen diesen kommen einzelne andere grade oder schwach gebogene Haare vor, die um ein Mehrfaches länger sind als die vorigen und sich auch durch einen stärkern Bau von denselben unterscheiden (Fig. 157).

Die Kerne (Samen) haben eine braune Farbe, sind 2,5—3 mm lang und 1,5 mm breit. Hat man sie in durchweichtem Zustande durch Reibung zwischen den Fingern von der Samenhaut befreit, so kann man die dann übrig bleibenden weissen Samenkerne sofort an den hohen Einfassungen erkennen, die auf denselben sich befinden und der Oberfläche ein netzförmiges Aussehen verleihen.

Fig. 158 und 159 veranschaulichen, wenn man sie sich vereinigt denkt, einen Längsschnitt von Himbeerensamen.

Johannisbeeren — holl. Aalbessen —. *Ribes rubrum*, die Stammpflanze des Johannisbeerenstrauches, kommt in zwei Varietäten vor, von denen eine rothe, die andere weisse (farblose) Früchte trägt.

Der Farbstoff der rothen Johannisbeeren ist dem Zellsaft eigen und kommt in gelöstem Zustande in demselben vor. Bei schnellem Durchgang unzerquetschter Exemplare durch den Darmkanal findet man sie öfters noch einigermassen roth gefärbt in den Exkrementen, wenn nämlich die nöthige Zeit für die vollständige Diffundirung des Saftes durch die Schale gefehlt hat.

Was zuerst bei makroskopischer Untersuchung von Johannisbeeren-Speiseresten die Aufmerksamkeit erregt, sind die zahlreichen farblosen Schalen der Beeren, die als kleine zusammengesunkene Luftballons erscheinen, mit einem dunkelfarbigen fünfeckigen Ring an der Spitze (die Grenzscheide zwischen dem Blüthenboden und dem unterständigen Fruchtknoten), in dessen Mitte eine schwarze Stelle die Stelle angibt, wo der Griffel eingepflanzt gewesen.

Weiter begegnet man noch einer grossen Menge brauner bis braunschwarzer Samen, die, weil sie specifisch schwerer sind, auf dem Boden des Gefässes, wo die gereinigten Speisereste sich abgesetzt haben, zu finden sind.

Unter dem Mikroskop zeigt die Epidermis der Frucht sich als ein feinmaschiges Gewebe polygoner Zellen, zwischen denen einzelne Spaltöffnungen zerstreut vorkommen (Fig. 160), die gleich lang und breit sind und einen Durchmesser von 40 Mikr. haben.

Das Mus der Johannisbeeren ist reich an einer besondern Art Idioblasten: fächerförmige Gruppen von Sclerenchymzellen, die durch das Eigenthümliche in Bau und Gruppirung von ihrer Umgebung sich abheben (Fig. 161).

Dergleichen Zellgruppen habe ich sonst bei meinen Untersuchungen von Faeces nicht gefunden, sodass man dieselben als bezeichnend für Johannisbeeren betrachten kann. Man entdeckt sie gleichfalls sofort in dem feinen Bodensatz des Waschwassers (Fig. 162).

Die Samen sind eckig, von sehr unregelmässiger Form und haben eine filzige Oberfläche; bald kommen sie der Würfelform nahe, bald sind sie mehr lang als breit. Die Länge der meisten beträgt weniger als 5 mm, während die Breite zwischen 2 und 3 mm wechselt. Von oben herab durch das Mikroskop betrachtet, erscheint die Samenhaut als eine Schicht kleiner dickwandiger, vollkommen-fünfeckiger Zellen (Fig. 163).

Fig. 164 zeigt einen Querschnitt des Samens mit den franzenförmigen Anhängen der Samenhaut, während Fig. 165 die Abbildung eines nicht zur Entwicklung gekommenen Eichens darstellt, das nach dem Genusse von Johannisbeeren aus den Faeces abgesondert wurde.

Kirschen — holl. Kersen — sind die Steinfrüchte zahlreicher Varietäten von *Prunus avium*. Die Kerne, welche grösser als die von Himbeeren aber gleich unverdaubar sind, werden beim Essen ohne viel Mühe aus dem Mund entfernt (ungebildete Menschen schlucken dieselben oft hinunter!), sodass bei der Untersuchung der Speisereste nur die Ueberreste des Fruchtfleisches bleiben.

Dieselben sind sehr voluminös: 1. weil saftige Früchte wie diese gewöhnlich gar nicht oder nur wenig gekaut werden, und 2. weil das Fruchtfleisch, das an der Epidermis verbunden bleibt, bei der Verdauung nicht in seine botanischen Elemente zerfällt.

Die Speisereste von Kirschen sind aus diesem Grunde mehr fleischig als häutig und haben eine schmutzig braune oder violette Farbe.

Die sehr schwierig zu isolirende Epidermis (Fig. 166 bei 105-facher Vergrösserung) besteht aus isodiametrischen und länglichen Zellen mit abgerundeten Ecken, die eine Längsachse von höchstens 75 und Wände von höchstens 6,5 Mikr. Dicke haben. Stomata kommen sehr wenig vor (Fig. 167 bei 435-facher Vergrösserung); diese sind fast rund und haben eine Länge von 53 und eine Breite von 45 Mikr.

Korinthen — holl. Krenten —, die getrockneten Beeren von *Vitis apyrena*, unterliegen auf ihrem Durchgang durch den Darmkanal nur so geringen äusseren Veränderungen, dass man diese dunkelvioletten Früchtchen schon bei makroskopischer Untersuchung der Speisereste mit Bestimmtheit in den Exkrementen nachweisen kann.

Die Uebereinstimmung im Bau der Epidermis dieser und anderer Vitisfrüchte ist aus Fig. 168 ersichtlich, obgleich die makroskopischen Merkmale bei der Untersuchung dieser Speisereste für die Erkennung entscheidend sind.

Liebesäpfel — holl. Tomaten —, die Beeren von *Lycopersicum esculentum*, auch wohl Paradiesäpfel (holl. Paradijsappels) oder Tomate genannt, werden roh mit Salz gegessen oder bei der Zubereitung von Fleischspeisen, Suppen und Saucen verwendet, um den Geschmack zu erhöhen. Dazu entfernt man vorher die harten, flachen, nierenförmigen Samen, sodass nur das saftige Fruchtfleisch übrig bleibt.

Von Liebesäpfeln findet man in den Exkrementen wenig Speisereste wieder, obgleich die ausserordentlich grossen Parenchymzellen des Fruchtfleisches (Fig. 169), die eine Längsachse von 600—900 Mikr. haben, sich durch diese Eigenschaft bei der mikroskopischen Untersuchnng bald zu erkennen geben.

Ein besseres Erkennungszeichen sind die farblosen blättrigen Reste der an den Rändern aufgerollten Epidermis, die im Waschwasser schwimmen.

Diese Epidermis besteht aus einem einförmigen Gewebe kleiner polygoner, dickwandiger Zellen, deren längste Achse nur 50 Mikr. misst und deren Wand 3 Mikr. dick ist (Fig. 170).

Maulbeeren — holl. Moerbeien —. Der Botaniker nennt Maulbeeren, die Früchte von *Morus nigra*, falsche, zusammengesetzte Steinfrüchte, weil die saftigen dunkelfarbigen Bläschen, die um eine gemeinschaftliche Spindel stehen, nichts anderes sind als die stark geschwollenen Blüthendecken, und die eigentlichen Früchtchen (Steinfrüchtchen) innerhalb dieser Bläschen sich befinden.

Nicht selten findet man in den Exkrementen neben zahlreichen zerstörten Bläschen auch unversehrte wieder, jedoch beide der ursprünglichen Farbe beraubt und jetzt grau-braun. Letztere haben die meist ovale Form behalten und zeigen wie die erstern zwei divergirende braunschwarze Fäden an der Spitze: die vertrockneten Griffel, von denen Fig. 171 einen zeigt.

Untersucht man die Bruchstücke der dünnhäutigen Blüthendecke mikroskopisch, so sieht man, dass dieselben am Rande einen Saum langer, dünnwandiger einzelliger Haare tragen (Fig. 172).

Auf dem Boden des Gefässes, in welchem die gereinigten Speisereste sich abgesetzt haben, findet man die dunkelbraunen harten Kernchen, die in der Form dem Oval nahe kommen, 3,5 mm lang und 2,5 mm breit sind und auf dem Querschnitt die Schicht der Steinzellen mit ihrem eigenthümlichen quadratischen Lumen zeigen (Fig. 173).

Melonen — holl. Meloenen — (*Cucumis Melo*) —. Der innere Theil des duftigen süssen Fleisches dieser Gurkenfrucht wird frisch als Obst — der äussere, von der harten Schale befreite Theil mit Essig zubereitet als Eingemachtes — gegessen.

Wie von Gurken und Essiggurken werden auch von Melonen unverdaute gekaute Bissen in den Exkrementen wiedergefunden, mit dem Unterschiede, dass die gleichzeitige Anwesenheit von Gurkensamen Regel, die von Melonensamen aber eine Seltenheit ist. Dies erklärt sich daraus, dass zu der Zeit wo diese Früchte gegessen werden, Gurkensamen noch unreif und essbar, hingegen Melonensamen reif und ungeniessbar sind.

Presst man von dem unverdauten Fruchtfleisch der aus den Faeces abgesonderten Melonenreste ein Stückchen zwischen zwei Gläschen, so sieht man bei 105-facher Vergrösserung durch das Mikroskop (Fig. 174), dass es aus einem Gewebe dünnwandiger Parenchymzellen besteht, durch welche Gefässbündel abrollbarer Spiralgefässe laufen; überdies ist noch eine besondere Art von Gefässen mit citronengelbem Inhalt (Milchsaft), die 12—13 Mikr. dick sind, als charakteristisch für Melone zu betrachten.

Es geschieht bisweilen, dass beim Essen Kernchen der Melone mit hinuntergeschluckt werden und sich später in den Exkrementen wiederfinden. Sie geben sich sofort zu erkennen an der eirunden Form und den scharfen Kanten. Weiter sind sie 10 mm lang und 5 mm breit, bikonvex, und besitzen eine lederartige harte Samenhaut, die weiss oder gelb-weiss ist. Einen Querschnitt derselben gibt Fig. 175 wieder.

Pfirsiche — holl. Perziken — (*Persica vulgaris*) werden wie Aprikosen roh und gekocht (*au jus*) gegessen; die Ueberreste in den Exkrementen rühren vom Fruchtfleisch oder von der sammtartigen Schale her.

Hat man von dem Fruchtfleisch Reste in den Faeces wiedergefunden, so zeigen sich diese als hellbraun gefärbte Flocken, die zwischen den Gefässbündeln nur wenig von dem zarten Parenchym eingeschlossen enthalten. Sie haben keine besondern mikroskopischen Kennzeichen (Fig. 176. Die Stäbchen, welche man hier wahrnimmt, gehören dem Palissadengewebe von Erbsen an.)

Fragmente der Schale, die bei Pfirsichen in gleichem Maasse sammtartig ist wie bei Aprikosen, werden ausnahmsweise in den Exkrementen gefunden. Man erkennt sie an der grossen Menge einzelliger Haare, welche die Epidermis filzartig bedecken (Fig. 177).

Liebt man zugleich die Kerne und hat man wegen des angenehm bittern Mandelgeschmacks, der sich beim Kauen derselben im Munde entwickelt, auch den Samen genossen, so kommen die unverdaubaren Schälchen desselben in den Faeces wieder an den Tag und man kann, indem man den mikroskopischen Bau eines Durchschnittes mit Fig. 178 vergleicht, die Diagnose leicht stellen. Die an dem äussern Rand des Durchschnitts verbreitet liegenden Zellen sind Korkzellen, womit die Oberfläche des Pfirsichsamens gleichsam überstäubt ist.

Pflaumen — holl. Pruimen —. Die zahlreichen Varietäten von Früchten, welche diesen Namen tragen, stammen alle von der Grundform *Prunus domestica*.

Bei der makroskopischen Untersuchung der Speisereste fallen besonders die grossen Stücke der zähen, dicken Schale auf. Dieselben sind farblos, haben aber rostfarbene Flecken von verschiedener Grösse und Form, welche diesen Häuten ein braunes Aussehen geben.

Die farblose Epidermis, die durch die braunen Lentizellen buntfleckig geworden ist, besteht aus einem Gewebe dickwandiger, polygoner Zellen (Fig. 179 und 180).

Preisselbeeren — holl. Roode Boschbessen —, welche von *Vaccinium Vitis idaea* stammen, weichen ausser in Gestalt und Farbe auch in anderer Hinsicht von den Heidelbeeren ab.

Mehrmals habe ich wahrgenommen, dass unzerquetschte Exemplare von Preisselbeeren nach der Digestion unter Beibehaltung ihrer rothen Farbe ausgeschieden werden und in den Exkrementen sofort zu erkennen sind. Man findet zwar von Preisselbeeren etwa dieselben Speisereste wieder wie von Heidelbeeren; es darf aber nicht unerwähnt bleiben, dass bei den Schalen der Preisselbeeren die Grenzscheide zwischen Fruchtboden und Fruchtknoten nicht durch einen fünfeckigen, sondern durch einen viereckigen dunkelfarbigen Ring dargestellt wird, an dessen innerer Seite in regelmässiger Entfernung vier (Fig. 181) oder sechs (Fig. 182) Hügelchen angetroffen werden, welche die Stellen bezeichnen, wo die Helmfäden eingepflanzt waren, während in der Mitte des Ganzen der Rest des walzenförmigen Griffels sichtbar ist.

Die in dem Waschwasser schwimmenden farblosen Epidermisstückchen dieser Früchte (Fig. 183) unterscheiden sich, wie aus der mikroskopischen Untersuchung hervorgeht, nicht von denen der Heidelbeeren.

Die Samen, die ich aus den Speiseresten von Preisselbeeren absonderte, hatten dieselbe Form und dieselben Dimensionen wie die von Heidelbeeren; sie waren aber nicht schwarz, sondern braun.

In dem Bau der Samenhaut weichen Heidel- und Preisselbeeren nicht von einander ab.

Nach dem Genusse von Preisselbeeren wurde bei der makroskopischen Untersuchung der Faeces meine Aufmerksamkeit durch ein paar kleine umgekehrt-eiförmige, lederartige Blätter erregt, die von *Vaccinium Vitis idaea* herrührten und mit dem aus diesen Beeren dargestellten Gelee hinuntergeschluckt wurden. Bei 105-facher Vergrösserung nahm ich bei diesen Blättchen die Eigenthümlichkeit wahr, dass die Zähne am Rande eine gestreckte Form angenommen hatten und zu keulenförmigen Anhängseln verlängert worden waren (Fig. 184).

Rosinen — holl. Rozijnen —. Wie sich erwarten lässt, liefern die getrockneten Früchte des Weinstocks (*Vitis vinifera*) dieselben Elemente für die mikroskopische Diagnose der Speisereste als die frischen; die makroskopischen Kennzeichen hingegen sind für beide so charakteristisch, dass bei der Untersuchung die Frage: Rosinen oder Trauben? keine Schwierigkeit bietet.

Zwischen Rosinen vor und nach der Verdauung besteht nämlich nur der eine Unterschied, dass die Früchte im erstern Fall ganz, im letztern meist zerquetscht oder zerbrochen sind, was wiederum von der Art und Weise des Essens abhängig ist.

Tafelrosinen (von *Vitis Rumphii*) werden z. B. als Delikatesse nach der Mahlzeit genossen; sie sind gewöhnlich gross und enthalten Kerne (Samen), die mit dem feingekauten Fruchtfleisch in den Exkrementen wiedergefunden werden.

Sultaninrosinen (von *Vitis vinifera*) sind kleiner, haben keine Kerne und finden bei der Zubereitung von Mehlspeisen und in Branntwein aufgesetzt (in Holland unter dem Namen „Boerenjongens" bekannt) Verwendung. Von solchen kleinen Rosinen habe ich öfters zu Kugeln geschwollene unversehrte Exemplare in den Faeces gefunden. Sie sind gleich den Fragmenten zäh und fleischig und haben die ursprüngliche braune Farbe unverändert behalten.

Fig. 185 zeigt die Epidermis mit dem angrenzenden Parenchym von Rosinen. Daraus ist die Identität mit derjenigen der Traubenschale ersichtlich.

Stachelbeeren — holl. Kruisbessen — (*Ribes Grossularia*). Ausser dem, was in der Abtheilung „Nicht nährende Gemüse" von der unreifen Frucht mitgetheilt wurde, ist, hinsichtlich der reifen Stachelbeeren, die als Genussmittel Verwendung finden, noch zu bemerken, dass von denselben in der Regel keine Schalen in den Exkrementen vorkommen, weil nur das süsse, gallertartige Fleisch genossen, die herbe Schale hingegen meist weggeworfen wird.

Stachelbeeren kommen in zahlreichen Varietäten vor. Man unterscheidet glatte und behaarte, gelbe, grüne, rothe Stachelbeeren u. s. w.

Von behaarten rothen Stachelbeeren habe ich farblose, häutige Ueberreste von hinuntergeschluckten Schalen in den Exkrementen gefunden (Fig. 186), bei denen die stark entwickelten Haare der Epidermis Drüsen trugen.

70 Die pflanzlichen Nahrungs- und Genussmittel.

Die Samen, die sammt dem zuckerhaltigen Fleisch der Verdauung unterworfen waren, von dieser aber nicht angegriffen wurden, sind, wenn die Schalen fehlen, die einzigen Theile der Frucht, die in den Faeces zum Vorschein kommen und zur Erkennung dienen. Sie haben eine dunkelbraune Farbe, sind 4—6 mm lang und 2,5—4 mm breit, und zeigen eine zwischen oval, länglich-oval, drei- und vieleckig abweichende Form. Die Oberfläche besteht, wie bei Johannisbeeren, aus einer Schicht säulenförmiger fünfeckiger Zellen, die von oben herab besehen in Fig. 163 abgebildet sind. Nach ihrem Durchgang durch den Darmkanal sind sie zerrissen und von einander losgelöst; der Querschnitt des Samens (Fig. 187) sieht einer Franze ähnlich.

Das unterscheidende Merkmal zwischen diesen zwei Ribesarten bietet also der Umstand, ob die unbehaarten Johannisbeerenschalen da sind oder nicht.

Trauben — holl. Druiven —, die Beeren von *Vitis vinifera*, werden in der Regel ohne die dicke, lederartige, unverdaubare Schale gegessen, wenn es auch vereinzelt vorkommt, dass dieselbe mit hinuntergeschluckt wird. In letzterem Falle werden ausser dem kennzeichnenden steinharten Samen, auch die missfarbig gewordenen Stücke der Schale als zähe braune Häute in den Exkrementen wiedergefunden.

Die Epidermis, die grösstentheils aus quadratischen und rechteckigen dünnwandigen Zellen besteht (Fig. 188) und keine Spaltöffnungen hat, bietet keine besonderen Erkennungszeichen. Anders ist dies mit den Samen der Trauben, die stets in den Faeces wiedergefunden werden. Dieselben haben die Form einer Flasche und eine glänzende Oberfläche; weiter sind sie cylindrisch, 8 mm lang und 4 mm breit, an der einen Seite hell, an der anderen dunkel gefärbt. Den schönen Bau der Samenhaut der Traubenkerne zeigt uns Fig. 189, im Querschnitt.

III. Naschwerk.

Zu dieser Gruppe sind einige Produkte des Pflanzenreichs zu zählen, die sich hinsichtlich ihrer botanischen Herkunft der vorigen Gruppe anschliessen (Ingwer nur ausgenommen), wegen der eigenthümlichen Verwendung aber in einem besonderen Kapitel besprochen werden sollen.

Für die Ernährung haben sie nur geringe Bedeutung, einestheils, weil fast alle Glieder dieser Gruppe Samen sind, von denen nur kleine Mengen roh gegessen werden — anderntheils, weil sie in jenem Zustande nicht leicht zu verdauen sind und in der Hauptsache unverändert ausgeschieden werden.

Die meisten sind reich an fettem Oel und Eiweissstoffen (Mandeln, Haselnüsse, Cocosnuss, Wallnüsse); Kastanien zeichnen sich aus durch Stärkemehlgehalt; Erdnüsse enthalten fettes Oel und Stärke; Ingwer (ein junger Wurzelstock) bietet keinen andern Nährstoff als den Zucker, mit welchem er eingemacht wurde.

Die gebräuchlichsten derartigen Produkte sind:

Cocosnuss	*Cocos nucifera.*
Erdnüsse	*Arachis hypogaea.*
Haselnüsse	*Corylus Avellana.*
Ingwer	*Zingiber officinale.*
Kastanien	*Castanea vulgaris.*
Mandeln	*Amygdalus communis.*
Wallnüsse	*Juglans regia.*

Cocosnuss — holl. Kokosnoot —. Von der Steinfrucht der Cocospalme, *Cocos nucifera* (O. I. Archipel), wird das harte süsse Endosperm, das viel fettes Oel enthält und einen süsslich faden Geschmack hat, von Personen gegessen, über deren Geschmack man nicht uneinig sein kann. Dieselben machen sich auch nichts daraus, den knorpeligen, essbaren Theil, wie er aus der steinharten Schale geschnitten wird, zu geniessen, d. h. mit der dicken, braunen, lederartigen Schale, die fest damit verbunden ist.

Ausser Fragmenten dieser Schale findet man auch weisse Stückchen vom feingekauten, aber zähen, ölreichen Endosperm in den Faeces wieder.

Bei mikroskopischer Untersuchung der ersteren Theile fand ich ein Gewebe von Zellen, von denen die meisten bedeutend länger als breit waren und meist die Form weiter Rohre hatten. Die Wände dieser Zellen sind so unregelmässig verdickt, dass sie ausgezackt erscheinen, während die Zellen selbst schön gestreift sind (Fig. 190 und 191). Ich fand in diesem Gewebe sepiabraune Fäden: die Hyphen einer Phycomycet, die darin wucherte.

Erdnüsse — holl. Aardnoten, Curaçaosche Amandelen — so genannt weil von der Stammpflanze, *Arachis hypogaea*, einer einjährigen Papilionacee aus West-Afrika, die Früchte reifend in den Erdboden gebohrt werden, indem die Fruchtstiele sich umbiegen. Sie sind ein bei der Jugend sehr beliebtes Naschwerk und werden, nachdem die zerbrechliche Schale entfernt ist, roh oder schwach geröstet gegessen.

Man findet von denselben dreierlei Ueberreste in den Exkrementen: 1. die rothbraunen, dünnen Schälchen der Samenhaut; 2. Stückchen von weissen Samenlappen, und 3. unverdaute rohe Stärke in freiem Zustande.

Der Unterschied in den Dimensionen zwischen den makroskopisch erkennbaren Häutchen und weissen Stückchen einerseits, und den nur mikroskopisch wahrnehmbaren Stärkekörnern andererseits, macht hier die Untersuchung der gröberen und feineren Theile der Speisereste nothwendig.

Bei der Samenhaut findet sich ein augenfälliger Unterschied zwischen den zwei verschiedenen, dieselbe zusammensetzenden, Schichten. Die äussere, stärker und farbig, besteht aus Zellen mit unregelmässig verdickten Wänden von so schöner Zeichnung, dass sie als Typus für diese Art Zellenwände gelten können. Die Verdickungen haben öfters die Form eines stumpfen gleichschenkeligen Dreiecks und füllen die Zellenhöhle bisweilen dermassen aus, dass von dieser nicht viel mehr als eine linienförmige Spalte übrig geblieben ist (Fig. 192 rechts).

Von der innern Schicht, die farblos und zart ist, sind die Zellenwände zierlich wellenförmig gebogen und gleichmässig verdickt, nirgends aber wird das Lumen der Zelle von dieser verdickten Wand ganz eingenommen (Fig. 192 links).

Von den Kotylen der Erdnüsse fand ich stets kleine weisse Stückchen in den Exkrementen wieder, die sich bei der makroskopischen Untersuchung schon durch ihre äusseren Eigenschaften zu erkennen gaben. Untersucht man dieselben mikroskopisch, so ergibt sich, dass beim Zerstören der Zellenwände eine Menge Oeltropfen und Stärkekörner zum Vorschein kommen. Sie sind so lange nicht leicht von einander zu unterscheiden, bis letztere durch Hinzufügung einer Jodlösung farbig geworden sind. Im allgemeinen sind die Stärkekörner klein, kugelrund und sehr durchsichtig. Einzelne, die grössten, haben einen Durchmesser von 16—23 Mikr. Im ersten besten Tropfen des Bodensatzes im Waschwasser konnte ich nach Hinzufügen einer Jodlösung die Anwesenheit dieser Stärkekörner leicht nachweisen.

Haselnüsse — holl. Hazelnoten — die einsamigen Nüsse der gewöhnlichen Haselstaude (*Corylus Avellana*) finden dieselbe Verwendung wie die Wallnüsse. Beide geben angenehm süss schmeckende, mandelartige Samenkerne, die allgemein als Naschwerk bekannt sind.

Die hellbraun gefärbte Samenhaut der Haselnüsse ist dünnhäutig und wird in den Faeces dunkelbraun gefärbt wiedergefunden, was unzweifelhaft mit dem geringen Tanningehalt zusammenhängt. Die äussere Schicht, die aus einigen Zellreihen besteht, zeigt Stränge von Spiralgefässen und setzt sich aus zarten, tangential verlängerten Zellen mit braunfarbigen dünnen Wänden zusammen (Fig. 193).

Von der innern, farblosen Schicht, die als ein weisses, dünnes Häutchen erscheint, sind die Zellen polygon und die Wände ein wenig dicker (Fig. 194 bei 435facher Vergrösserung).

Der Durchschnitt (Fig. 193) zeigt, dass diese Schicht nur aus einer Zellreihe besteht.

Ausser dieser Samendecke findet man von Haselnüssen dieselben weissen, mandelartigen Stücke der Samenlappen, die viel fettes Oel enthalten, wieder, wie bei den Wallnüssen.

Ingwer — holl. Gember — der fleischige, in Zucker eingemachte junge Wurzelstock von *Zingiber officinale* (Süd-Asien), wird hauptsächlich als Dessert genossen und liefert unverdaute Ueberreste, die fleischig-faserig und hellbraun gefärbt sind.

In dem mit starken Gefässbündeln versehenen Parenchym, dass durch die Zubereitung in eine formenlose Masse übergeht, kommen grosse Zellen vor, die einen Tropfen citronengelben Balsam oder ein Klümpchen Harz enthalten (Fig. 195). Diese sind es, welche bei der Untersuchung von Ingwer-Speiseresten als Diagnosticum dienen.

Kastanien — holl. Kastanjes — die einsamigen Nüsse von *Castanea vulgaris*, haben eine lederartige statt einer zerbrechlichen Schale. Die essbaren, sehr stärkehaltigen Kotylen sind von einer braunen zähen Samenhaut umgeben, die beim Kochen oder Rösten des Samens leicht von dem Kern entfernt werden kann.

Kastanien werden gewöhnlich gekocht genossen, entweder für sich oder als Füllmaterial gebratenen Geflügels; in rohem Zustande aber, von der Samenhaut befreit, bilden sie gleichfalls einen Handelsartikel, dessen sich die Jugend gern zur Befriedigung ihrer Naschlust bedient.

Kann man gekochte Kastanien eine nahrhafte Mehlspeise nennen, so sind dagegen rohe fast ganz unverdaubar und verlieren bei der Verdauung nicht viel mehr als das geringe Quantum Zucker und Dextrin, welches ihnen den fade-süssen Geschmack gibt, während die Stärke (stark 38%) unverändert den Körper verlässt.

Da die letzten Stückchen der braunen Samenhaut, die den meist tiefen Falten der Kotylen folgt und oft weit einwärts dringt, sich nicht leicht entfernen lassen, werden dieselben oft mit hinuntergeschluckt und in den Faeces wiedergefunden.

Bei der mikroskopischen Untersuchung sind die die Samenhaut bildenden botanischen Elemente nicht leicht von einander zu trennen; was aber hier besonders die Aufmerksamkeit erregt, ist die Schicht nebeneinander liegender Haare, die sich an der Bildung dieses aus mehreren Zellenschichten bestehenden braunen Häutchens betheiligen (Fig. 196).

Von den weissen Samenlappen kommen nur dann kleine mandelartige Stückchen in den Exkrementen vor, wenn die Kastanien roh gegessen wurden. Man erkennt sie mikroskopisch an dem Stärkemehl, das in den Parenchymzellen reichlich vorhanden, jedoch auch in dem feinen Bodensatz des Waschwassers zu finden ist (Fig. 197). Das Stärkemehl essbarer Kastanien besteht aus einfachen, buchtig-runden Körnern, deren grösste 13—18 Mikr. Durchmesser haben.

Mandeln — holl. Amandelen —. Von *Amygdalus communis* gibt die Varietät *amara* bittere, die Varietät *dulcis* süss-schmeckende Samen, die aus Süd-Europa und Nord-Afrika zu uns kommen. Nur die letztere Art wird als Naschwerk (Nachtisch) gegessen. Die beiden Varietäten finden, feingestossen, oder zu Scheibchen geschnitten, vielfach Verwendung bei der Zubereitung von Mehlspeisen (Gebäck, Pudding). In diesem Falle werden sie vorher von der Schale (Samenhaut) befreit, indem man die Mandeln kurze Zeit in warmes Wasser legt und dann zwischen den Fingern reibt.

Es kann also vorkommen, dass weisse Fragmente der Samenlappen mit braunen Stückchen der Samenhaut, aber auch ohne letztere, aus den Faeces abgesondert werden können.

Wurde Mandelgebäck einer hohen Temperatur im Backofen ausgesetzt, so haben die weissen Stückchen des Samenkerns eine hellbraune Farbe angenommen und behalten dieselbe auch während der Verdauung. Ein besonderes, nur Mandeln eignes Kennzeichen hat das Gewebe nicht. Die Anwesenheit einer Menge Tröpfchen fetten Oels, die bei mikroskopischer

74 Die pflanzlichen Nahrungs- und Genussmittel.

Untersuchung dieser Ueberreste wahrgenommen werden, reicht für die Diagnose nicht hin.

Die Stückchen der dunkelbraunen Schale (Samenhaut), die sich leicht aus den Speiseresten absondern lassen, bestehen aus zwei deutlich unterschiedenen Schichten: einer äusseren dicken, farbigen, die von grossen Korkzellen aussen gleichsam bestäubt ist (Fig. 198 und 199), und einer inneren, dünnen, weissen, aus kleinen polygonen Zellen zusammengesetzten Schicht (Fig. 200). Fig. 199 zeigt den Querschnitt der Samenhaut.

Wallnüsse — holl. Walnoten —. *Juglans regia* liefert zweiklappige, einsamige Steinfrüchte, deren ölhaltige Samenkerne einen angenehmen, süssen Geschmack haben und als Naschwerk allgemein Verwendung finden.

Für die Speisereste gilt im allgemeinen dasselbe, was von den Ueberresten von Mandeln und Haselnüssen gesagt wurde. Auch hier nimmt man die Differenzirung zwischen den zwei Schichten der Samenhaut, die, besonders bei frischen Wallnüssen, sich leicht lösen, deutlich wahr, d. h. man kann eine äussere farbige von einer innern farblosen unterscheiden.

Die Zellen der äussern Schicht haben meist die Form eines Quadrats oder eines Rechtecks; die Wände sind dick und braunfarbig (Fig. 201).

Von den Zellen der innern Schicht sind die Wände so dünn und durchsichtig, dass man sie nur mit Mühe durch das Mikroskop wahrnehmen kann; die stark lichtbrechenden kugelförmigen Protoplasten hingegen treten in den Vordergrund (Fig. 202).

Sehr schön nimmt man bei mikroskopischen Präparaten von Wallnüssen, die nicht entfettet sind und längere Zeit aufbewahrt wurden, die Erscheinung wahr, dass in den Tropfen fetten Oels nadelförmige Krystalle von Fettsäure entstanden sind, die als Strahlen einer Sonne aus dem Centrum des Oeltropfens herausgetreten sind und weit ausserhalb der Oelsphäre hervorragen.

IV. Mehlspeisen.

Die Mehlspeisen gehören mit den nährenden Gemüsen zu den wichtigsten pflanzlichen Nahrungsmitteln, und zwar wegen ihres hohen Gehaltes an Nährstoffen, von denen Kohlenhydrate und Eiweissstoffe die wichtigsten sind.

Zur Bereitung der gebräuchlichsten Mehlspeisen verwendet man gemahlene Körnerfrüchte und Buchweizen.

Kommt etwa nur Stärke zur Verwendung (Arrowroot, Maizena, Sago, „Kartoffelmehl"), so gehen bei solchen Gerichten die einzig übriggebliebenen Zeichen für die mikroskopische Erkennung der betreffenden Speisen durch die Zubereitungsweise verloren; dieselben können also nicht den Gegenstand unserer Betrachtungen bilden.

Die Bestandtheile der Körnerfrüchte und des Buchweizens sind nicht gleichmässig durch das Korn vertheilt. Besonders lässt sich das sagen von den Eiweissstoffen, die reichlicher in der äussern als in der innern Schicht vorhanden sind und infolgedessen beim Entspelzen und Beuteln des Mehls zu einem nicht unbedeutenden Theil mit den Spelzen (Kleie) entfernt werden.

Nicht nur für die Ernährung, auch für die mikroskopische Untersuchung der Mehlspeisen ist es nicht gleichgültig, ob bei deren Zubereitung gebeuteltes oder ungebeuteltes Mehl genommen wurde. Beim Kochen und Backen wird die Form der Stärkekörner dermassen verändert, dass sie in dem Gekochten oder Gebackenen in den meisten Fällen nicht wiedererkannt werden. Rohe Stärkekörner (von Erdnüssen, Bananen, Kastanien, Muskatnuss, Streupulver für Gebäck etc.) erleiden bei der Verdauung wenig oder gar keine Veränderung und werden in der ursprünglichen Form in den Exkrementen wiedergefunden, entweder noch in den Zellen eingeschlossen oder in freiem Zustand.

Niemals habe ich nach dem Genuss von Kartoffeln meine Faeces untersucht, ohne dass ich im Stande gewesen wäre, durch Jod Stärkekleister innerhalb und ausserhalb der Parenchymzellen darin nachzuweisen, abgesehen von den makroskopisch wahrnehmbaren Kartoffelstückchen, die nach jeder Mahlzeit daraus abgesondert werden konnten. Dasselbe kann ich von Reis und reifen und unreifen Samen von Hülsenfrüchten aussagen[1]).

Diese meine Wahrnehmungen stehen nicht in Einklang mit denen Moeller's (Graz), welcher schreibt[2]): „So mannigfach auch die Versuche bezüglich der Kostmischung und der Form, in welcher Stärke genossen wurde, variirt wurden, immer ergab sich, dass gesunde Individuen die Stärke der Cerealien und der Kartoffeln fast vollständig verdaut hatten, auch dann, wenn die stärkehaltigen Nahrungsmittel nur unvollständig mechanisch aufgeschlossen waren, wie im Getreideschrot, Reis oder in Kartoffelschnitten."

Selbstverständlich haben die Zubereitungsweise, der Zerkleinerungsgrad und nicht weniger das Quantum der genossenen Speise einen grossen Einfluss auf die Resultate der Verdauungsexperimente. Meine Wahrnehmungen beziehen sich auf die Erscheinungen im täglichen Leben und beanspruchen nicht den Namen physiologischer Experimente. Dass man von gargekochten oder gebackenen stärkehaltigen Nahrungsmitteln keine Stärkekörner, sondern Stärkekleister in den Faeces wiederfindet, ist klar.

Bei den Mehlspeisen müssen die unverdaubaren Cellulosewände und die verschiedenen Formen und Gruppirungen derselben bei der mikroskopischen Untersuchung uns den Weg angeben.

In der Regel hängen diesen noch ziemlich grosse Quantitäten Nährstoff an, die an der Verdauung nicht betheiligt waren. Am besten nimmt man dies bei der Kleberschicht der Cerealien wahr, deren Zellen stets mit ihrem

---

[1]) Beiläufig sei hier bemerkt, dass ich noch nie an Dyspepsie, Magenbeschwerden oder Darmkrankheiten gelitten habe, und bei einem Körpergewicht von 118 kg mich einer gesunden, kräftigen Konstitution erfreue.

[2]) Zeitschr. f. Biologie, Bd. XXXV, N. F. XVII, S. 312.

aus Eiweiss und Fett bestehenden Inhalt ausgeschieden werden. Darüber können wir uns aber nicht wundern, wenn wir bedenken, dass solche Glutenklümpchen durch die unversehrte Zellenwand gegen die Einwirkung der Verdauungssäfte geschützt werden, während selbst die kleinsten Muskelfaserreste, ungeachtet der von allen Seiten gebotenen Gelegenheit gelöst zu werden, unverdaut den Körper verlassen. Dies lässt sich wahrscheinlich aus dem Umstand erklären, dass das Quantum der aufgenommenen Nahrung und das Verdauungsvermögen unserer Verdauungsorgane indirekt proportional sind, d. h. dass wir zu viel essen.

Im Folgenden wollen wir besprechen:

Buchweizengrütze	*Fagopyrum esculentum.*
Grütze	*Hordeum vulgare.*
Hafermalz	*Avena sativa.*
Reis	*Oryza sativa.*
Roggenbrot	*Secale cereale.*
Weizenbrot	*Triticum vulgare.*

Buchweizengrütze — holl. Boekweitegrutten —, die zu Gries gemahlenen Samenkerne von *Fagopyrum esculentum* (Fam. *Polygonaceae*) gibt, mit Wasser oder Milch (Buttermilch) zu einem steifen Brei gekocht, eine in Holland allgemein bekannte Milchspeise.

Nach dem Genusse derselben findet man in den Faeces eine grosse Menge ziemlich dicker, gelblich-weisser Schälchen, meist dreieckig, welche von der Samenhaut herrühren.

Bei der mikroskopischen Untersuchung derselben wurde meine Aufmerksamkeit bei einigen dieser Häutchen von einem dunkelfarbigen Kragen erregt, der die Form eines Halbkreises hatte (Fig. 203), während bei anderen Stückchen dieser Kragen nicht wahrgenommen wurde. Diese eigenthümliche Erscheinung, die als Kennzeichen für Buchweizenreste gelten kann, findet ihre Erklärung in dem Umstand, dass der Hilus, der wie die Chalaza bei Buchweizen der Micropyle gegenübersteht (die *Polygonaceae* haben *ovula atropa*) als ein braunes, kreisrundes Fleckchen von 1 mm Durchmesser erscheint, das die Mitte der Basis des dreieckigen Samens einnimmt. In unserer Abbildung, die man sich also umgekehrt zu denken hat, stellt der dunkle Fleck ein Segment jenes Kreises dar.

Bisweilen zeigt dieser dunkelfarbige Theil des Nabels einen warzenförmigen oder kurzen cylindrischen Ansatz (Chalaza) mit oder ohne einen Rest des Gefässbündels des Nabelstrangs.

Die Samenhaut verdankt ihre Festigkeit und Dicke mehreren Zellschichten, die sich nicht leicht von einander trennen und durch das Mikroskop betrachtet, ein ziemlich verworrenes Bild geben. Dass diese Zellen mehr lang als breit und deren Wände wellenförmig gebogen sind, ist aus Fig. 204 leicht ersichtlich.

Von gebeuteltem Buchweizenmehl findet man keine erkennbaren Reste in den Exkrementen wieder.

Grütze — holl. Gort — nennt man die von den Spelzen gereinigte Frucht der Gerste (*Hordeum vulgare*).

Die Spelzen dieser Graminee sind so fest mit der Frucht verwachsen, dass letztere durch gewöhnliches Dreschen nicht herausgelöst werden kann, sondern es einer besonderen Bearbeitung bedarf, um sie als „Gerstengraupen" für die Nahrung geeignet zu machen. Dieses Entspelzen geschieht aber meist nicht so vollständig, dass nicht in der Längsfurche (die Stelle, wo die Ränder des zusammengeschlagenen Fruchtblattes mit einander verwachsen sind) Reste dieser Spelzen zurückblieben.

Grütze wird in Wasser oder Milch als Mehlspeise gekocht, aber auch gemahlen in Suppe gegessen. Man erkennt sie makroskopisch in den Faeces an zahlreichen, 6—8 mm langen, geflügelten braunen Stäbchen. Diese Stäbchen sind noch nicht $1/4$ mm breit und rühren von dem verwachsenen Rand des Fruchtblattes her, die Flügel von den Streifen der Spelze, die noch damit verwachsen sind. Besser als erstere sind letztere für die mikroskopische Untersuchung geeignet, welche zeigt, wie zierlich die verdickten Längswände der Epidermiszellen gezackt sind. Zwischen den Endpunkten dieser Zellen kommen vereinzelt runde und halbmondförmige Zellen vor, Kieselzellen genannt (Fig. 205).

Andere häutige Speisereste der Grütze, die man mittels Präparirnadeln aus den Faeces abgesondert hat, rühren von den äusseren Schichten des mehligen Kernes der Frucht her, welche man die Kleberschicht nennt (Fig. 206). Die meisten Zellen derselben haben ihren Inhalt (das Gluten — eine Mischung von Eiweiss und Fett) behalten. Sie sind kleiner als diejenigen von Roggen oder Weizen; die meisten Glutenklumpen haben eine Längsachse von 37 Mikr.

Ausser diesen Elementen fand ich nach dem Genusse gekochter Grütze die in Fig. 207 abgebildete innere Spelzenepidermis der Gerste mit den hakenförmig gekrümmten, einzelligen Haaren und grossen ovalen Spaltöffnungen, die 70 Mikr. lang und 26—33 Mikr. breit waren.

Hafermalz — holl. Havermout —. Beim Hafer, *Avena sativa*, bleiben die Spelzen zwar um die Frucht sitzen, sind jedoch nicht mit derselben verwachsen. Haferkörner werden in verschiedener Form 1. grob gebrochen oder geschrotet (Hafermalz), 2. fein gebrochen (Hafergrütze), 3. zu Mehl gemahlen (Hafermehl) als Nahrung verwendet. Was von mir nach dem Genusse von Hafermalz unverdaut in den Exkrementen wiedergefunden wurde, sind die folgenden Membranen:

1. Die Fruchthaut (Fig. 208), welche aus langgestreckten dünnwandigen Zellen besteht, die gruppenweise, jedoch unregelmässig sich um einen gewissen Mittelpunkt lagern, wo ein oder mehrere lange, einzellige Haare entspringen. Diese Haare sind alle gleichmässig dick und endigen in einer lang gezogenen Spitze (Fig. 209). Mehrere Häutchen sind durch eine Furche (Raphe) wie durch ein 70 Mikr. breites braunes Band in zwei Hälften getheilt.

2. Die Kleberschicht (Fig. 210), deren Zellen sich der Kugelform nähern

und klein sind. Jede Zelle enthält einen hellbraunen Klumpen feinkörniger Gluten, deren längste Achse 30—40 Mikr. misst.

Reis — holl. Rijst — (*Oryza sativa*) —. Die Frucht der Reispflanze wird so fest von den Spelzen umschlossen, dass dieselben gleichsam damit ein Ganzes bilden. Trotzdem sind diese beiden Theile nicht mit einander verwachsen, was man daran erkennt, dass beim Brechen eines Reiskorns die Frucht aus den Spelzen fällt.

Obgleich die Möglichkeit, von entspelztem Reis Speisereste in den Faeces zu finden, sehr gering ist, habe ich doch ein einzelnes Mal nach dem Genusse von gekochtem Reis als Zuthat zu einem reichlichen Mahle, einzelne unverdaute, gargekochte Körner, sowie Stückchen anhängender Spelzen, die beim Entspelzen nicht entfernt worden waren, aus meinen Exkrementen absondern können.

Die Zellen des Endosperms (Fig. 211) waren mit einem formlosen Stärkekleister gefüllt, die sehr geschwollenen Wände waren unversehrt und deutlich wahrnehmbar.

Die Fragmente der Spelze (Fig. 212) liessen sich sehr gut als dem Reis zugehörig erkennen. Sie zeigten nicht nur die den Gramineenspelzen eignen Zellen mit wellenförmig gebogenen Wänden, die sogenannten Kieselzellen, und zahlreiche steife dickwandige Haare, ich konnte auch mittels des Schultz'schen Macerationsverfahrens die eigenthümlichen gestreckten, in Fig. 213 abgebildeten Sclereiden daraus isoliren.

Roggenbrot — holl. Roggebrood —. Die Frucht des Roggens (*Secale cereale*) ist in Europa nächst dem Weizen die wichtigste Brotfrucht.

Beim Dreschen fällt sie gleich jener leicht aus den Spelzen, weshalb man auch diese zwei verwandten Körnerfrüchte „nackte" zu nennen pflegt.

Wie sich erwarten lässt, werden von jedem, der Roggenbrot isst, grosse Quantitäten unverdaubarer Schälchen, Kleie genannt, in den Exkrementen ausgeschieden; gewöhnlich aber auch ganze und halbe Körner, die bald mehr, bald weniger von dem nahrhaften Endosperm behalten haben.

Bei mikroskopischer Untersuchung dieser hell- oder dunkelbraunen, häutigen Reste habe ich die folgenden Gewebe unterschieden:

1. Die Epidermis der Fruchthaut, welche aus polygonen, dünnwandigen Zellen besteht und von der Furche (Raphe), die sich wie ein dunkelbraun bis braunschwarzes Band, dessen äussere Enden 85 und 150 Mikr. breit sind, darstellt, in zwei Hälften getheilt wird. Ursprünglich trägt die Epidermis an der Spitze der Frucht viele kurze und lange Haare; hier aber geben die runden Narben die Stellen an, wo die Haare gesessen haben (Fig. 214).

2. Die Schicht in horizontaler Richtung verlängerter Zellen (Fig. 215) mit perlenschnurförmig verdickten Wänden. Die grösste Breite dieser Zellen beträgt 146, die grösste Höhe 30 Mikr.

3. Die Kleberschicht (Fig. 216 und 217). Die Zellen mit abgerundeten Ecken sind mit feinkörnigen Klumpen Gluten gefüllt. Die Längsachse der grössten Klumpen beträgt 63 Mikr.

Mehlspeisen. 79

Weizenbrot — holl. Tarwebrood —. Weizen (*Triticum vulgare*) ist mit Roggen die Brotfrucht im eigentlichen Sinne. Die fein- oder grobgemahlenen Körner dienen bekanntlich nicht nur zur Bereitung des Brotes; die Verwendung von Weizenmehl als Nahrungsmittel ist ausserdem so erstaunlich gross und mannigfach, dass man sich kaum eine Ernährungsweise denken kann, bei welcher Weizenmehl nicht in irgend einer Form betheiligt wäre.

Für die Untersuchung der Exkremente, sowie für die Ernährung ist es nicht gleichgiltig, ob das Mehl gebeutelt war (sogenannte Blume) oder nicht. Im ersteren Falle sind durch das Beuteln die Schalen (Kleie) entfernt, und nur das zu Pulver gemahlene stärkemehlreiche Endosperm ist übriggeblieben; im letzteren Falle wird das Mehl sammt den Schälchen, d. h. das ganze gemahlene Weizenkorn genossen. Nun ist es eine allgemein anerkannte Thatsache, dass die verschiedenen Nährstoffe nicht durch das ganze Korn gleichmässig vertheilt sind, sondern dass die Stärke im centralen Theil angehäuft ist und die Eiweissstoffe an der Peripherie vorkommen. Beim Beuteln wird also zugleich mit der Schale ein grosser Theil der Eiweissstoffe entfernt, weshalb z. B. das feine (weisse) Weizenbrot nicht so nahrhaft ist wie das grobe (graue), während anderseits aber ersteres in Bezug auf die Verdaulichkeit letzteres übertrifft. Es lässt sich aber nicht verhindern, dass beim Beuteln zugleich mit dem feinen Mehl eine Menge feiner Haare (womit die Spitze des Weizenkorns versehen ist) durch die Maschen des Beutelsiebs hindurchgehen, die nach dem Genuss von Weizenkornmehl unverändert in den Exkrementen ausgeschieden und später in dem Bodensatz des Waschwassers gefunden werden. Diese Haare sind einzellig, in Grösse aber verschieden, haben eine dicke Wand und eine keulenförmig erweiterte Basis (Fig. 218).

Von grobem Weizenbrot nimmt man die sogenannte Kleie in den gereinigten Speiseresten als kleine, braune Häutchen in grosser Zahl makroskopisch wahr. Untersucht man diese mikroskopisch, so lassen sich folgende Gewebefragmente darin wiedererkennen:

1. Die Epidermis, welche aus langgestreckten Zellen besteht, nebst dem Kranz dickwandiger Haare (Fig. 219).

2. Die darauf folgende Schicht rechteckiger Zellen, mit perlenschnurförmig verdickten Wänden (Fig. 220).

3. Die innere Schicht, die kein zusammenhängendes Ganze bildet, sondern aus locker verbundenen, langgestreckten, röhrenförmigen Zellen zusammengesetzt ist, von Vogl „Schlauchzellen", von Höhnel „Knüttelzellen" genannt (Fig. 221). Die Röhren bedecken die rechteckigen Zellen. In der natürlichen Stellung liegen dieselben am meisten nach innen.

4. Die Kleberschicht (Fig. 222). Die meisten Zellen haben ihren nahrhaften Inhalt behalten! Die grössten Glutenklumpen haben eine Längsachse von 56 Mikr.

V. Spezereien.

Unter den vielen Stoffen, die einen wohlthätigen Einfluss auf die Verdauung ausüben, indem sie durch Erregung der Geruchs- und Geschmacksnerven die Absonderung der Verdauungssäfte fördern, nehmen die Spezereien eine hervorragende Stellung ein.

Mehrere derselben verdanken diese Eigenschaft besonderen scharfen oder bittern Stoffen, die sie enthalten (Senf, Pfeffer), andere dem Gehalt an flüchtigem Oel (Anis, Gewürznelken, Piment etc.), alle haben aber den Zweck, den Geschmack und den Wohlgeruch der Speisen zu erhöhen.

Nicht mit Unrecht nennt v. Pettenkofer sie wahre Menschenfreunde und vergleicht sie mit Maschinenöl, das zwar keine Bewegkraft gibt oder dieselbe unentbehrlich machen kann, das aber den regelmässigen Gang der Maschine fördert und ausserdem die Abnutzung vermindert. Soll ein Schmiermittel dieser Bestimmung entsprechen, so muss es einer Bedingung vor Allem genügen: es darf die Maschine nicht angreifen, d. h. es soll unschädlich sein.

Dass unter den schon behandelten Gruppen pflanzlicher Nahrungsmittel solche vorkommen, die dieselbe Bedeutung wie die Spezereien haben, ist erklärlich, wenn wir uns der in den aromatischen Gemüsen enthaltenen Bestandtheile erinnern, welche von denen der Spezereien sich kaum unterscheiden.

Die gebräuchlichsten Spezereien sind:

Anis	*Pimpinella Anisum.*
Fenchel	*Foeniculum capillaceum.*
Gewürznelken	*Eugenia caryophyllata.*
Muskatnuss	*Myristica fragrans.*
Mutterkümmel	*Cuminum Cyminum.*
Orangenschalen	*Citrus vulgaris.*
Paprika	*Capsicum longum.*
Pfeffer	*Piper nigrum.*
Piment	*Pimenta officinalis.*
Senf	*Sinapis alba.*
Succade	*Citrus medica.*

Anis — holl. Anijs — die Früchtchen von *Pimpinella Anisum*, welche zu den Umbelliferen gehört, und in Süd-Europa vielfach kultivirt wird.

Die Verwendung der Anisfrucht als Spezerei ist sehr beschränkt. Ich erinnere mich nur eines Falles, wo ich nach dem Genuss einer Mehlspeise, die in der Provinz Gelderland „balk-en-brij" genannt wird, Anisfrüchtchen in meinen Faeces fand, womit, ohne dass ich es gewusst oder bemerkt hätte, dieses Gericht gewürzt gewesen.

Anisfrüchtchen sind durchschnittlich 4 mm lang und 3 mm breit, ei- oder umgekehrt herzförmig, und werden meist noch von einem Theile des

Fruchtstiels getragen, selbst dann noch, wenn sie die Fruchthaut verloren und ihre der Länge nach gerippte Oberfläche mit einer glatten verwechselt haben, was mit den meisten aus Faeces abgesonderten Exemplaren der Fall ist.

Die Achaenen haben beim Durchgang durch den Verdauungstractus das knospenförmige Griffelpolster verloren und sich in den meisten Fällen getrennt: nur wenige zeigen sich im ursprünglichen Zusammenhang, während die graugrüne Farbe einer gelben oder gelbbraunen gewichen ist. Eigenthümlich ist es, wie von der Fruchthaut ein zusammenhängendes, faseriges Skelett übrig geblieben ist, das sich bald als ein Käppchen oder Mäntelchen, zeigt, dessen Theile nur an der obern Spitze (unter dem Griffelpolster) verbunden sind, bald als ein Bündel Fäden, die auch am Fuss noch zusammenhängen, und hier vom Fruchtstiel getragen werden.

Mikroskopisch unterscheidet man hierbei:

1. dunkelgraue Fäden (von den Rippen der Frucht herrührend), die aus Gefässbündeln bestehen;

2. dunkelgelbe gegliederte Fäden: die anastomosirenden Oelstriemen, beide in Fig. 223 abgebildet;

3. Fragmente der Epidermis mit zahlreichen einzelligen Haaren, die gerade oder sichelförmig gebogen sind und eine Oberfläche haben, welche nicht glatt, sondern wie eine Raspel mit zahlreichen spitzen Erhöhungen versehen ist (Fig. 224 und 226);

4. Ein Gewebe von Zellen mit starker Breitenausdehnung, welche die innere Schicht des Pericarpiums bilden. In der Nähe des Fruchtträgers sind diese Zellen dickwandig und grob getüpfelt.

Fig. 226 ist die Abbildung eines Theils des Querschnitts eines Anisfrüchtchens.

Fenchel — holl. Venkel — ist der Name der Doppelachaenen von *Foeniculum capillaceum*, einer Spezereiart, welche besonders bei der Zubereitung solcher Gerichte Verwendung findet, bei denen Essig nicht entbehrt werden kann (Eingemachtes, marinirter Fisch u. s. w.).

Infolge ihrer Kleinheit (die, welche ich aus Faeces absonderte, waren 6—7 mm lang) werden die harten unverdaubaren Fenchelfrüchtchen sehr leicht zugleich mit der Speise hinuntergeschluckt, weshalb man sie bisweilen in den Exkrementen findet. Sie sind dann gelbbraun oder auch wohl grünbraun gefärbt. Die Theilfrüchte sind gewöhnlich noch mit einander verbunden und werden entweder vom Fruchtstiel getragen oder nicht; das kuppelförmige Griffelpolster ist meist verloren gegangen. Dabei heben sich die hellgelb gefärbten Rippen stark von dem dunklen Hintergrund ab.

Das mikroskopische Bild des Querschnitts des einzelnen Fenchelfrüchtchens, das Fig. 227 gibt, zeigt 5 vorstehende Rippen, 4 Oelstriemen in den damit abwechselnden Gruben und 2 Oelstriemen an der Fuge.

Das Endosperm ist an der äussern Seite stark, an der innern schwach wellenförmig.

Fenchelfrüchtchen sind unbehaart.

Gewürznelken — holl. Kruidnagelen — die Blumenknospen von *Eugenia caryophyllata*, einer Myrtacee der Molukken, finden allgemein Verwendung, nicht nur beim Würzen des Käses, sondern auch bei der Zubereitung des Bratens und süsser eingelegter Früchte.

Obwohl es nicht üblich ist, Gewürznelken zu essen (ausgenommen in Leidener Käse), geschieht es öfters, dass zugleich mit dem gebratenen Fleisch, das damit gewürzt wurde, ganze Gewürznelken hinuntergeschluckt werden. Ausserdem werden die Stückchen dieser Spezerei, zugleich mit Mutterkümmel, regelmässig im Käse zu Scheibchen geschnitten und gegessen. In beiden Fällen findet man sie ebenso braunschwarz wie sie hinuntergeschluckt wurden, in den Exkrementen wieder.

Gewürznelken bestehen aus einem stielförmigen Fruchtknoten, 4 kleinen dreieckigen Kelchblättern, 4 fast kreisförmigen Kronblättern, die mit den Rändern übereinander geschlagen sind, und ein Kügelchen in der Grösse einer Erbse bilden, zahlreichen einwärts gebogenen Staubfäden und einem kurzen cylindrischen Griffel.

Bei Stückchen von Gewürznelken kann man diese einzelnen Theile und Formen natürlich nicht mehr wahrnehmen; man erkennt sie nur an dem anatomischen Bau.

Die grossen ovalen Höhlen, die man auf dem Durchschnitt findet und welche in 1—3 Reihen in den äusseren Gewebeschichten der Gewürznelken vorkommen (Fig. 228), sind die Räume, in denen wohlriechendes Oel abgesondert wird.

Muskatnuss — holl. Nootmuskaat —. Unter Muskatnuss versteht man die Samenkerne von *Myristica fragrans* (Banda-Inseln, Ost-Indien), die in feingeraspeltem Zustande eine beliebte Spezerei zu vielen Gemüsen und zu Fleisch- und Fischspeisen bilden.

Oft habe ich nach dem Genuss solcher Gerichte kleine Stückchen Muskatnuss aus den Faeces absondern können, die beim Raspeln abgesprungen waren und unzerkleinert hinuntergeschluckt wurden.

Die eigenthümliche braun-weisse Marmorirung solcher Stückchen (was durch das faltige Eindringen der innern Samenhaut verursacht wird) verräth bei der makroskopischen Untersuchung schon die Herkunft.

Auf dem Durchschnitt eines Stückchens Muskatnuss (Fig. 229) sieht man bei Betrachtung durch das Mikroskop den Gang einer solchen Falte der Samenhaut im Endosperm, wobei die mit braunem Inhalt gefüllten Zellen derselben sich stark von dem farblosen, stärkehaltigen Parenchym des letztern abheben.

Die Stärke im Endosperm, das 435 fach vergössert in Fig. 230 abgebildet ist, besteht aus einfachen und zusammengesetzten (zwei-, drei- und vierfachen) Körnern.

Mutterkümmel — holl. Komijn — (*Cuminum Cyminum*) findet von allen Umbelliferen in Holland die meiste Verwendung, weil die Frucht neben Gewürznelken ein unvermeidlicher Bestandtheil des Leidener Käse ist (Edamer

Käse wird bisweilen auch mit Mutterkümmel gewürzt, jedoch ohne Gewürznelken).

Die Theilfrüchte trennen sich im Verdauungskanal nicht von einander und kommen ohne merkbare Veränderung wieder hervor, einige in zwei Theile getheilt: Samenkern und Pericarpium. Sie sind elliptisch und haben eine Länge von 5—6, die Samenkerne von 3—4 mm.

Die gelbweissen Rippen heben sich scharf ab von der dunkelgraubraunen Farbe der Oberfläche; dasselbe ist auch der Fall mit den Samenkernen, die bei makroskopischer Untersuchung sich leicht von den Früchtchen unterscheiden lassen.

Auf dem Querschnitt eines Früchtchens (Fig. 231) erscheint das Endosperm in der Form eines Halbmondes; schon darin weicht es von dem des Anis ab.

Betrachtet man ein getrenntes Paricarpium durch das Mikroskop, so erkennt man Mutterkümmel sofort daran, dass die Rippen Erhöhungen haben, welche zwischen Stacheln und Warzen die Mitte halten (Fig. 232).

Die innere Schicht der stark verbreiterten Zellen des Pericarpiums mit ihren perlenschnurförmig verdickten Wänden zeigt Fig. 233.

Orangenschalen — holl. Snippers — das Epicarpium von *Citrus vulgaris*, eine Spezereiart, die fast ausschliesslich bei der Würzung von Kuchen und sonstigem süssen Gebäck (u. a. Honigkuchen — in Holland „snipperkoek" und „schillenkoek" genannt) verwendet wird.

Nach dem Genuss solcher Speisen findet man braune, schwammartige Stückchen Orangenschale in den Faeces. Sie sind in der Grösse verschieden, bald schmaler, bald breiter, jenachdem die Schalen zu schmaleren oder breiteren Streifen geschnitten wurden.

Auf dem Durchschnitt eines solchen Stückchens (Fig. 234) kann man in dem unkenntlich gewordenen Parenchym noch sehr deutlich die grossen Höhlen erkennen, die mit aetherischem Oel gefüllt waren. Einige Parenchymzellen enthalten ein rhomboëdrisches Krystall von Calciumoxalat.

Unterwirft man die gelockerte Epidermis einer mikroskopischen Untersuchung, so sieht man, dass dieselbe aus kleinen Zellen besteht, deren grösste Dimension weniger als 20 Mikr. beträgt, zwischen denen einzelne Spaltöffnungen gefunden werden, die gleich lang und breit sind und 20 Mikr. Durchmesser zeigen (Fig. 235).

Paprika — holl. Spaansche Peper — (von *Capsicum longum* und *C. annuum*, zwei einjährige Solanaceen aus dem tropischen Amerika) sind getrocknete Beeren mit lederartiger Schale, in welchen gelbe, flache, nierenförmige Samen enthalten sind. Nur die Fruchtwand, die einen brennend-beissenden Geschmack hat, wird als Spezerei zu Fleisch- und Fischgerichten und Reis verwendet.

Wenn Paprika als solcher verwendet wird und man sich nicht des Pulvers, sondern des zu Stücken geschnittenen Pericarpiums bediente, werden die unverdaubaren lederartigen Membranen meist nicht mitgegessen.

Dennoch geschieht es, dass dieselben unbewusst mit hinuntergeschluckt werden und sich dann bei der makroskopischen Untersuchung der Faeces durch ihre feuerrothe Farbe verrathen.

Der mikroskopische Bau solcher Stückchen lässt sich am besten an einem dünnen Durchschnitt studiren (Fig. 236). Man sieht, dass von der zähen Fruchtwand das Epicarpium aus 4—6 Reihen Zellen besteht, von denen die Zellen der äusseren Schicht eine nach aussen sehr verdickte Wand haben. Das Endocarpium besteht aus Zellen mit perlenschnurförmig verdickten Wänden (Fig. 237).

Im Uebrigen verweise ich auf den Artikel „Capsicum" im folgenden Kapitel.

Pfeffer — holl. Peper — die getrockneten Steinfrüchte von *Piper nigrum*, die aus den Tropen zu uns kommen, ist die wichtigste Spezereiart, denn ihre Verwendung ist so allgemein, dass man sich schwerlich eine Tafel denken kann, auf welcher Pfeffer fehlt.

Nicht aber in dem meist gebräuchlichen zerkleinerten Zustand (Pulverform) wollen wir dem Pfeffer in den Exkrementen nachspüren, sondern jene Fälle besprechen, wo nach dem Genuss von Speisen (Sauerkraut, marinirter Fisch, Cervelatwurst), die mit ganzen Pfefferkörnern gegessen werden, ganze oder zerbrochene Früchtchen in den Faeces zu erwarten sind.

Die geschwollenen Pfefferkörner, die ich aus den Exkrementen absonderte, hatten einen Durchmesser von 5—6 mm und eine netzförmige, runzlige Oberfläche.

Der Querschnitt (Fig. 238) zeigt, wie das Parenchym des Pericarpiums nach aussen und innen von einem Steinzellenmantel abgeschlossen wird. Die auswärts liegenden Zellen sind meist radial verlängert und haben einen dunkelbraunen Inhalt; die der innern Schicht haben die Form von Hufeisen, indem die Zellenwände nur nach innen verdickt sind. Ein Inhalt wird bei diesen nicht wahrgenommen.

An der dünnwandigen Epidermis, die man von Stückchen Pfeffer getrennt hat, sind gewöhnlich grosse Zellen des Parenchyms hängen geblieben, die sich durch ihren braunen oder braunschwarzen Inhalt von denen der Epidermis unterscheiden (Fig. 239).

Die Gefässbündel, die durch das Fruchtfleisch verbreitet sind, haben dickwandige Bastfasern mit ungleichmässig verdickten Wänden (Fig. 240).

Piment — holl. Piment —. Diesen Namen gibt man den getrockneten, rothbraunen, kugelrunden Beeren von *Pimenta officinalis* (einer Myrtacee aus West-Indien), die 4—5 mm Durchmesser zeigen und von dem Kelchsaume und einem Rest des Griffels gekrönt sind.

Die Verwendung beschränkt sich in der Regel auf die Würzung der Wurst. Dazu benutzt man die Körner in feingemahlenem Zustand, meist in einer Mischung mit anderen Spezereien; es ist mir aber vorgekommen, dass ich in den Exkrementen eines Verbrechers, die ich im Auftrag des Gerichts untersuchte, neben Fenchelfrüchtchen, einem Stück Lorbeerblatt (!) und einer Fischgräte (aus mariniertem Fisch) eine Menge ganzer und zerbrochener Pimentkörner entdeckte.

Schneidet man von diesen ein dünnes Scheibchen an der Oberfläche ab und betrachtet dieses durch das Mikroskop, so bemerkt man, dass Piment sich durch eine rauhe Oberfläche unterscheidet: kuppelförmige Erhöhungen, entstanden durch Lücken der kleinzelligen Epidermis, an der Stelle, wo unter derselben die ölhaltigen Höhlen liegen.

Das Parenchym der Fruchtwand ist ausserordentlich reich an Steinzellen, von denen viele einen mahagonibraunen Inhalt besitzen (Fig. 241).

Senf — holl. Mosterd — kommt von zwei Cruciferen: *Sinapis alba* und *Brassica nigra,* die nahe verwandt sind und von denen erstere gelbe, letztere schwarzbraune Samen liefert.

Wir behandeln hier nur den sogenannten weissen Senf und zwar in der unversehrten Form, worin er als Spezerei bei der Würzung von Eingemachtem verwendet wird.

Das reizende Prinzip, aetherisches Senföl, ist als solches im Samen nicht vorhanden; es entsteht durch die Einwirkung eines Ferments, Myrosin genannt, auf Sinalbin, einen zweiten Bestandtheil der Samen.

Die fast kugelrunden Körner, die anfänglich 1,5—2,5 mm Durchmesser haben, kommen braun gefärbt und geschwollen bis zu einem Durchmesser von 3 mm in den Faeces zum Vorschein. Sie haben die diese Samen kennzeichnende Härte behalten.

Die grossen mit Schleim gefüllten Epidermiszellen der Samenhaut sind bei ihrem Durchgang durch den Verdauungskanal verloren gegangen (Fig. 242). Betrachtet man die Samenhaut, die sich nun leicht von dem Samenkern entfernen lässt, inwendig von oben, so entdeckt man ein Gewebe sehr kleiner dickwandiger Zellen (Fig. 243), dieselben, welche in Fig. 242 an der Bildung des Palissadengewebes betheiligt waren. Zwischen diesen und der vorhin genannten Epidermis (die in Fig. 242 fehlt) liegen zwei Schichten grosser polygoner Zellen, deren Wände collenchymatisch verdickt sind (Fig. 244), während der Raum unter den Palissaden eingenommen wird: 1. von den regelmässig gebauten tangential verlängerten Zellen der Kleberschicht (so benannt, weil sie mit feinkörnigem Protoplasma gefüllt sind) und 2. von den dünnwandigen polygonen Parenchymzellen der innern Samenhaut (Fig. 245).

Succade — holl. Sukade — die eingemachte Fruchtschale von *Citrus medica,* wird des schwachen aromatischen Geschmacks halber allein oder in Vereinigung mit Orangenschalen, Korinthen oder Rosinen angewendet bei vielerlei Backwerk (Kuchen, Korinthenbrot, Torte).

Die dicke olivengrüne Schale wird zu kleinen Stückchen oder Scheibchen geschnitten, bevor man sie unter den Teig mischt. Nachdem dieselben durch den Verdauungskanal gegangen, findet man sie gelbgrün oder grünlich braun, mehr oder weniger glasig-durchsichtig in den Exkrementen wieder.

Es kostet nur wenig Mühe, von diesen Speiseresten die Epidermis zu isoliren. Dieselbe ist äusserst zart gebaut und macht sich als ein Gewebe sehr kleiner, meist quadratischer oder rechteckiger dünnwandiger Zellen bemerkbar, deren grösste Dimension durchgehends kleiner als 16 Mikr. ist (Fig. 246). Ausser sehr kleinen Spaltöffnungen nimmt man hier hellfarbige, über die Oberfläche hervorragende Flecken wahr, um welche die Zellen koncentrisch gereiht sind; diese Flecken entsprechen wahrscheinlich den Erhöhungen, welche der Succade die bekannte unebene Oberfläche geben.

VI. Eingemachtes.

Hierunter ist eine Menge mit Spezereien in Essig oder Oel und Essig (Mayonnaise) eingelegter, junger Gemüsearten und Früchte zu verstehen, die als Zugabe zu Braten, gesottenen Eiern, Hummer etc. genossen werden.

Kappern bilden allerdings insoweit eine Ausnahme, als sie im eigentlichen Sinne nicht zu Eingemachtem zu rechnen sind. Sie werden aber doch als Auge und Gaumen angenehm berührende Zugabe zu sauren Saucen (bei Kalbskopf, Steinbutt etc.) gegessen, wodurch ihre Erwähnung an dieser Stelle motivirt ist.

Bezüglich der Verdaulichkeit von Eingemachtem kann gesagt werden, dass dasselbe nicht so leicht verdaut wird, wie die nicht in Essig eingelegten Gemüse und Früchte, was in erster Linie der Zubereitungsweise zuzuschreiben ist. Hat man ja die Gewohnheit, diese verschiedenen Pflanzentheile nicht vorher zu kochen, sondern roh oder halbgar mit dem sauren Saft zu übergiessen.

Für die Ernährung hat Eingemachtes keine andere Bedeutung als die eines Komplexes von Reizen, welche (und dieses kann schon durch die Wahrnehmung mit einem anderen Organ als dem Geschmack konstatirt werden) eine reichliche Absonderung von Verdauungssäften zur Folge haben.

Bei der Untersuchung der Speisereste von „Mixed Pickles" hat man natürlicherweise auch auf das Vorkommen von Spezereien in unzerkleinertem Zustand zu achten, die denselben zugefügt sein können: Pfeffer, Piment, Paprika, Senf, Gewürznelken und Fenchel.

Die verschiedenen Pflanzenteile, die in Eingemachtem gewöhnlich vorkommen, sind:

Blumenkohl	*Brassica oleracea* var. *Botrytis*.
Capsicumfrüchte	*Capsicum frutescens*.
Gartenerbsen	*Pisum sativum*.
Gurken	*Cucumis sativus*.
Kappern	*Capparis spinosa*.
Maiskolben	*Zea Mays*.
Melonen	*Cucumis Melo*.
Möhren	*Daucus Carota*.

Oliven	*Olea europaea.*
Runkelrüben	*Beta vulgaris* var. *Rapa.*
Salatbohnen	*Phaseolus tumidus.*
Sauergurken	*Cucumis sativus.*
Schalotten	*Allium ascalonicum.*
Spargeln	*Asparagus officinalis.*
Zwetschen	*Prunus domestica.*
Zwiebeln	*Allium Cepa.*

Da bei weitem die meisten Glieder dieser Gruppe schon an anderer Stelle besprochen wurden, können wir es jetzt bei der Erwähnung der Namen und der Verweisung auf die betreffenden Seiten bewenden lassen.

Blumenkohl — holl. Bloemkool — siehe S. 36.

Capsicumfrüchte — holl. Capsicumvruchten —. Ausser den zwei im vorigen Kapitel erwähnten Arten dieser Gattung mit kegelförmigen Beeren finde hier noch eine dritte Art mit kugelförmigen Beeren Besprechung, welche vermuthlich von *Capsicum frutescens* herrühren, und welche in Eingemachtem von deutscher Herkunft vorkommt, das gewöhnlich mit dem Namen „Piccalilly" bezeichnet wird.

Ich fand hiervon die folgenden Speisereste:

1. feuerrothe, baumwollartige Flocken;
2. rothbraun gefärbte Häutchen, an den Rändern aufgerollt;
3. zahlreiche harte, gelbe, nierenförmige Samen, stark 2 mm gross, welche sofort ihre Herkunft verriethen.

Die starken, zähen Häutchen, die von der Epidermis der Frucht herrühren, bestehen aus polygonen dickwandigen Zellen, welche je ein Krystalloid enthalten (dieselben sind optisch inaktiv!), um welche rother Farbstoff sich angesetzt hat (Fig. 247).

Die dünnwandigen Parenchymzellen des Fruchtfleisches, die mit Gefässbündeln die soeben genannten rothen Flocken bilden, sind sehr reich an diesem Farbstoff. Derselbe bildet hier längliche und andere unregelmässige Figuren.

Die äussere Samenhaut (Fig. 248 und 249 sind Abbildungen von Durchschnitten des Samens) besteht aus Zellen, deren Wände dermassen verdickt sind, dass sie zusammen das Aussehen von Darmschlingen haben, ein Umstand, der Moeller[1]) Anlass gab, ihnen den Namen „Gekrösezellen" zu geben.

Gartenerbsen — holl. Doperwten — siehe S. 31.

Gurken — holl. Komkommers — siehe S. 40.

Kappern — holl. Kappers —, die den grünen Erbsen ähnlich sehenden geschlossenen Blumenknospen von *Capparis spinosa*, verrathen ihre Natur am meisten, wenn sie durch den Verdauungskanal gegangen sind, wonach sie zwischen den dann geöffneten Blumendecken die zahlreichen Staubfäden (Fig. 250) und den Griffel sehen lassen.

---

[1]) Moeller, Mikroskopie der Nahrungs- und Genussmittel. S. 247.

Hieraus folgt schon, dass die Kappern, mit denen saure Saucen geschmückt werden, denen aber kein besonderer Geschmack eigen ist, nach dem Genuss am besten in den Exkrementen zu erkennen sind. Unter Beibehaltung der schmutzig grünen Farbe und noch versehen mit der Wachsschicht, die sie bedeckte, kommen sie nach der Verdauung wieder an den Tag.

Von den Kappern, die bei der Mahlzeit zufällig feingekaut werden, charakterisiren sich die dickhäutigen Blumendeckblättchen durch den Besitz keulenförmiger Haare längs dem Rande (Fig. 251).

Maiskolben — holl. Maïskolven — (*Zea Mays*). Als Eingemachtes kommen sie wenig vor; wenn sie jung sind, werden sie aber in Essig gelegt und bilden dann ein sehr zierliches Gericht.

In dem Darmtractus erleiden sie sehr wenig Veränderung, sodass man bei der makroskopischen Untersuchung ihrer gelbweissen Speisereste über die wahre Herkunft nicht lange im Ungewissen ist, da die Stückchen der allgemeinen Spindel von verschiedener Grösse mit einigen eingepflanzten kugelrunden jungen Früchtchen leicht als solche zu erkennen sind.

Die beim Kauen gelösten Bestandtheile sind faserig oder häutig. In ersterem Fall zeigen sie, durch das Mikroskop betrachtet, zu Brei umgebildetes Parenchym und starke Gefässbündel mit zierlichen Leitergefässen (Fig. 252); in letzterem handelt es sich um Fruchthüllen, die längs dem Rand eine kurze Franze einzelliger, dünnwandiger Haare tragen (Fig. 253).

Melonen — holl. Meloenen — siehe S. 67. Der äussere, festere und weniger saftige Theil des Fruchtfleisches von *Cucumis Melo* gibt das Material, das zu Stückchen geschnitten und in Essig gelegt, als Eingemachtes Verwendung findet.

Ebenso wie bei Zwetschen ist der Zuckergehalt der Melone so gross, dass der saure Geschmack des Essigs dadurch gemildert wird, was man in Holland mit dem allgemeinen Namen „zoet-zuur" (süss-sauer) andeutet.

Nach dem Genusse von eingelegter Melone fand ich glasige, blassgrüne Ueberreste in den Faeces, die bei mikroskopischer Untersuchung im Parenchym dieselben citronengelb gefärbten, gestreckten Elemente (Milchsaftgefässe) zeigten, welche bei den Speiseresten des saftigen inneren Fruchtfleisches a. a. O. beschrieben wurden.

Möhren — holl. Wortelen — siehe S. 33.

Oliven — holl. Olijven — siehe S. 42.

Runkelrüben — holl. Bieten — siehe S. 33.

Salatbohnen — holl. Spersieboonen — siehe S. 43.

Sauergurken — holl. Augurken — die unreifen, vorzugsweise sehr jungen Früchte von *Cucumis sativus*.

Fragmente von Sauergurken werden nach der Verdauung hell oder dunkel blaugrün gefärbt wieder ausgeschieden und bei makroskopischer Untersuchung der Exkremente sofort wieder erkannt.

Presst man ein solches Stückchen vorsichtig zwischen zwei Glasplatten, so kann man bei Betrachtung durch das Mikroskop verschiedene in die formenlose Masse des Fruchtfleischparenchyms eingesunkene birnförmige Körper wahrnehmen, welche nichts anderes sind als die unentwickelten, kurz vorher befruchteten Samenknospen (Ei'chen) — (Fig. 254).

Schalotten — holl. Sjalotten — siehe S. 53.

Spargeln — holl. Asperges — siehe S. 46.

Zwetschen — holl. Kwetsen — siehe S. 68 (Pflaumen).

Zwiebeln — holl. Uien — siehe S. 53.

C. Fremdkörper.

Ausser den in den vorhergehenden Kapiteln behandelten Nahrungsmitteln findet man bei der Untersuchung der Exkremente oft Fremdkörper, die nur zufällig in den genossenen Speisen vorkamen und sicher als unnütz oder schädlich entfernt worden wären, hätte man ihre Anwesenheit vorher gekannt. In den meisten Fällen haben diese Körper keine grossen Dimensionen und werden besonders von Personen, welche gierig essen, und von solchen, die durch den Mangel eines guten Gebisses nicht im Stande sind, die Speisen gehörig zu zerkleinern, nicht wahrgenommen, sondern unbemerkt hinuntergeschluckt. Dieses Wahrnehmen kann sich nur auf Gegenstände beziehen, welche durch grössere Härte oder Zähigkeit eine andere Empfindung auf die Tastorgane des Mundes hervorbringen als die Speise, die man in einem bestimmten Augenblick isst, findet aber nicht statt, wenn die Gegenstände bei ihrer Einführung in den Mund durch keine andere Eigenschaft ihre Anwesenheit verrathen.

So habe ich in den Exkrementen öfters kleine Stückchen Bindfaden gefunden, die darauf hinwiesen, dass der Deponens Fleisch (Roulade, gefüllte Fleischröllchen, Geflügel) oder eine gewisse Fischart (Röllchen Stockfisch, Filet von Seezungen) gegessen und der Metzger oder Koch sich jenes Mittels bedient hatte, um dem Ganzen den gewünschten Zusammenhang zu geben.

Splitter von Holz werden bisweilen mit dem Fleisch abgeschnitten, durch welches der Metzger Holzpflöcke steckte, um aus vielen kleinen Stücken ein grosses zu machen, und später in den Exkrementen wiedergefunden. Ihre Anwesenheit weist auf den Wohlstand des Konsumenten, das Vorkommen zahlreicher behöften Tüpfel auf den Holzfasern auf die Herkunft von Koniferen her.

Blattstückchen und Blattstiele von Thee, beim Theetrinken hinunter geschluckt, bilden einen regelmässigen Bestandtheil der Faeces von theetrinkenden Personen. Dasselbe, obgleich weniger allgemein, ist der Fall mit dem Kaffeesatz und mit Stückchen von Tabak bei Tabakkauern, ebenso ist es nicht selten, dass man bei Menschen, die eine Vorliebe für Kneipp's Kaffee haben, makroskopisch wahrnehmbare Ueberreste von Gerste in den Exkrementen wiederfindet.

Wenn von Eiern, aus der Hand oder auf Salat gegessen, unvermerkt ein Stückchen der Schale mit hinuntergeschluckt wird, so kann man gewiss sein, diese Fragmente unverändert, höchstens ein wenig gelb oder grau gefärbt, in den Faeces wiederzufinden. Die oft gehörte Ansicht, dass Stückchen

Kalkschale von Eiern oder dünne, in Essig geweichte Fischgräte durch den sauren Magensaft zur Auflösung kommen sollten, ist nicht haltbar. Die Untersuchung der Exkremente lehrt das Gegentheil.

Wenige werden vermuthen, dass durch makroskopische Untersuchung Spiegeleier in den Exkrementen nachzuweisen sind. Den Beweis liefert uns das hartgebackene Eiweiss, das in der Form poröser brauner Blättchen den Körper unverändert verlässt, eine, dem ursprünglichen Eiweiss so fremde Form, dass man geneigt wäre, diese unverdaubaren Ueberreste für *corpora aliena* zu halten.

Aehnliches kommt vor nach dem Genuss von zu hart gebratenem Fleisch oder Fisch und von schwarzen Brotkrusten oder anderem Gebäck. Man findet dann schwarze oder braunschwarze Brosamen zwischen den übrigen Speiseresten, die nur bei mikroskopischer Untersuchung ihre Herkunft verrathen. Der hohe Eiweissgehalt dieser Nahrungsmittel und die hohe Temperatur, der man sie ausgesetzt, waren auch hier der Grund für die Unverdaulichkeit.

Solche schwarze Fremdkörper soll man nicht verwechseln mit den kleinen Stückchen Torf oder Gartenerde, die ich ein einzelnes Mal in den Faeces vorfand nach dem Genuss von jungem Portulak, der nicht abgeschnitten, sondern aus dem Boden gezogen worden war, wodurch Theilchen des moorichten Bodens mitgerissen wurden, die das Gemüse verunreinigten. Ausser kleinen Stückchen Kieselsäure (Sand und unkenntlichen Ueberresten organischen Ursprungs) fand ich hierin prächtige Sphagnumblätter (Fig. 255), Fragmente des Ringes vom *Sporangium* eines Farns und schön gezeichnete Kieselpanzer von *Diatomeen*.

Ausser Torf kommen in den Gemüsen, die wir essen, in Folge der unvollständigen Reinigung, die sie oft erfahren, fremde Beimischungen vor, die bei der Untersuchung der Faeces meist nicht so schnell unsere Aufmerksamkeit erregen. Ich meine die Blätter mehrerer kleiner Pflanzen aus den Gemüsegärten, denen man den allgemeinen Namen Unkraut gibt (*Poa, Alsine, Urtica* u. s. w.).

Das Vorkommen fremder Samen in dem Getreide, aus dem das Brot gebacken wird, ist eine zu bekannte Erscheinung, als das wir lange dabei zu verweilen hätten. Der Mikroskopiker, der sich mit der Untersuchung der Exkremente beschäftigt, muss hierauf immer seine Aufmerksamkeit richten[1]).

Wenn aber solche Beimischungen unser Interesse nur in geringerem Grade erregen, wenn sie in der Regel unschuldiger Natur sind — so werden sie von grösster Bedeutung, sobald ihrer Anwesenheit die Ursache körperlicher Störungen zuzuschreiben ist, die nur zu oft verhängnissvolle Folgen haben. Ich erwähne nur *Lolium temulentum, Agrostemma Githago, Vaccaria parviflora, Secale cornutum* etc., um auf den grossen Werth hinzuweisen, den die mikroskopische Untersuchung der Exkremente bisweilen haben kann.

---

[1]) Mehreres hierüber findet man in: Dr. A. E. Vogl, Die wichtigsten vegetabilischen Nahrungs- und Genussmittel, 1899.

Noch deutlicher tritt das an den Tag, wenn nach dem Genusse von giftigen Beeren (*Atropa Belladonna, Paris quadrifolia, Solanum nigrum*) oder von Samen (*Citysus Laburnum, Amygdalus communis* var. *amara*) schwere Krankheitsfälle sich einstellen und der Mikroskopiker in den Exkrementen der Patienten die Ursache der Vergiftungssymptome aufsuchen kann, d. h. dort, wo die chemische Untersuchung zu keinem oder zu einem zweifelhaften Resultat führen würde.

Mit Nachdruck weise ich hier darauf hin, dass in vielen dunklen Fällen ein tüchtiger Mikroskopiker Licht verschaffen kann, wenn der Gerichtshof oder der Arzt ihn mit der Untersuchung der Exkremente beauftragt.

Bisher hat man das meist versäumt. Besteht in der That die Vermuthung, dass irgend ein Krankheitsfall dem Genuss einer gewissen Speise zuzuschreiben ist, so befiehlt man gewöhnlich eine chemische Untersuchung desjenigen, was übrig geblieben, d. h. desjenigen, was nicht gegessen wurde, und in allen Fällen, wo die Speise ganz gegessen wurde, hält man eine Untersuchung für unmöglich. Man denkt nicht daran, dass das Uebel, das im Verdauungskanal sitzt, meist auf physikalischem Wege in den Exkrementen noch zu ermitteln ist, wo eine chemische Analyse meist ohne Resultat bleibt[1]).

Nicht nur Fremdkörper von pflanzlichem, sondern auch von mineralischem Ursprung werden in den Faeces wiedergefunden. Ich nenne hier nur die Löthkörner, die oft zugleich mit den Gemüsen aus gelötheten Blechbüchsen hinuntergeschluckt werden, und Kieselsteinchen von Personen, die viel Korinthenbrot gegessen haben.

Es grenzt an das Unglaubliche, dass Schalen von Schalthieren einen Bestandtheil menschlicher Exkremente bilden; es ist mir aber vorgekommen, dass ich Fragmente solcher Schalen fand, die beim Essen von nicht sorgfältig gereinigtem gebackenen Seefisch unbemerkt hinuntergeschluckt wurden.

Auch die Thierwelt liefert ihr Kontingent. So haben wir in Fig. 42 eine Milbe (*Tyroglyphus*) kennen zu lernen, die zugleich mit Erbsen oder altem Käse durch die Verdauungswege ging und in diesen ihren Tod fand. Ferner finden sich in meiner Sammlung makroskopischer Objekte aus den Faeces des Menschen mehrere Insekten und Larven, die als ungebetene Gäste, mit Gemüsen oder Früchten hineingeschmuggelt, dort einen kurzen Aufenthalt nahmen, und schliesslich müssen wir auch noch die Darmparasiten und deren Eier erwähnen.

Omnia munda mundis, d. h. dem Reinen ist Alles rein!

---

[1]) So z. B. in Zaandam (Provinz Nord Holland), wo man einer Person Gemüsesuppe vorgesetzt hatte, welcher in verbrecherischer Absicht die feingehackten Blätter von *Datura Stramonium* zugemischt waren, und in all solchen Fällen, wo nach dem Genuss von Pflanzentheilen Ueberreste in den Exkrementen zu erwarten sind, welche, ihrer Art eigenthümliche Merkmale zeigen.

Alphabetisches Sachregister.

Aal 13, 24, 26.
Aalbessen 64.
Aardappelen 32.
Aardbeien 62.
Aardnoten 71.
Abrikozen 60.
Acholischer Stuhl 9.
Aepfel 57.
Agrostemma Githago 91.
Aldehyde 56.
Allium ascalonicum 53.
— Cepa 53.
— Porrum 51.
Alse 25.
Amandelen 73.
Ammoniakbildung 8.
Ammoniakentwicklung 10.
Amygdalus communis 73, 92.
Ananasse 58.
Ananas sativus 58.
Anas boschas 23.
— Crecca 23.
Anchovis 13, 24.
Andijvie 37.
Anguilla vulgaris 24.
Anis 80.
Ansjovis 24.
Anthriscus Cerefolium 51.
Anijs 80.
Apfelsinen 7, 17, 59.
Apium graveolens 53.
Appelen 57.
Aprikosen 60.
Arachis hypogaea 71.
Armeniaca vulgaris 60.
Artemisia Dracunculus 49.
Arzneimittel 9.
Asparagus officinalis 46.
Asperges 46.
Atropa Belladonna 92.
Augurken 88.
Avena sativa 77.

Baars 24.
Bakterien 8.
Balk-en-brij 80.
Balsam 72.
Bananen 60.
Bänder 5.
Behandlung 10.
Beifuss 17, 29, 49.
Beschaffenheit 8.
Beta vulgaris var. Cicla 48.
— — var. Rapa 33.
Bieten 33.
Biliverdin 9.
Bimbernell 17, 29, 50.
Bindfaden 90.
Birnen 13,. 61.
Blauwe Boschbessen 63.
Bleisalze 9.
Bloemkool 36.
Blumenkohl 29, 36, 43.
Blutkörperchen 4, 8.
Boekweitegort 76.
Boerenjongens 69.
Boerenkool 39.
Bohnen 7, 13, 29, 30.
Bohnenkraut 17, 29, 50.
Boonekruid 50.
Bot 24.
Brandnetels 50.
Brassica Napus var. Napobrassica 41.
Brassica nigra 35.
Brassica oleracea var. acephala 39.
— — — Botrytis 36.
— — — bullata 45.
— — — capitata alba 44.
— — — capitata purpurea 45.
— — — gemmifera 43.
— Rapa var. rapifera 47.
Brennnesselblätter 17, 29, 50.
Broeivet 36.

Brotkrusten 91.
Brütkastensalat 17, 29, 36.
Brusselsche Kooltjes 43.
Buchweizengrütze 76.
Buffbohnen 17, 31.
Buttersäure 10.

Capparis spinosa 87.
Capsicum annuum 83.
Capsicumfrüchte 87.
Capsicum frutescens 87.
— longum 83.
Capsicumvruchten 87.
Capucijners 31.
Castanea vulgaris 72.
Cervelatwurst 84.
Champignons 55.
Chlorophyll 6.
Cholesterin 5.
Cichorei 36.
Cichorie 17, 29, 36.
Cichorium Endivia 37.
— Intybus 36.
Citrus Aurantium 59.
— medica 85.
— vulgaris 83.
Citysus Laburnum 92.
Clupea alosa 25.
— harengus 25.
— pilchardus 24.
— sprattus 24.
Coagula 4.
Cocos nucifera 71.
Cocosnuss 71.
Corpora aliena 5, 91.
Corylus Avellana 72.
Crangon vulgaris 26.
Cucumis Melo 67, 88.
— sativus 40, 88.
Cuminum Cyminum 82.
Curaçaosche Amandelen 71.
Cuticula 45.
Cylinderepithelium 4.

Dadels 61.
Darmparasiten 8, 92.
Darmschleim 5.
Datteln 13, 61.
Datura Stramonium 92.
Daucus Carota 33.
Diarrhöe 8, 10.
Diatomeen 91.
Doperwten 31.
Dragon 49.
Druiven 70.
Drüsen 39, 42, 50, 69.

Eenden 23.
Eier 20.
Eierschalen 24, 90.
Eisensalze 9.
Eiterkörperchen 4, 8.
Elft 25.
Endivie 29, 37.
Engraulis encrasicholus 24.
Enten 23.
Epidermis 7.
Epithelium 4.
Erbsen 7, 13, 31.
Erbsenschoten 17, 29, 38.
Erbsensuppe 28.
Erdbeeren 3, 17, 62.
Erdnüsse 71.
Esox lucius 24.
Essigsäure 10.
Estragon 49.
Eugenia caryophyllata 82.
Ezelsooren 39.

Fadenstückchen 8.
Faecalmasse 4.
Fagopyrum esculentum 76.
Farbe 8, 9.
Fasanen 23.
Fäulnissprocesse 9.
Federn 8, 21, 23.
Feigen 62.
Feinmahlen 27.
Feldsalat 17, 29, 39.
Fenchel 81.
Fett 4.
Fettsäure 44, 74.
Fettzellengewebe 5.
Ficus Carica 62.
Filet 90.
Fisch 13, 24.
Fischdiät 25.

Fleisch 13, 22.
Fleischnahrung 8.
Fleischröllchen 90.
Flunder 24.
Foeniculum capillaceum 81.
Fomes fomentarius 55.
Fragaria vesca 62.
Frambozen 64.
Frühkastensalat 17, 29, 36.

Gadus Callarias 24.
Galle 5.
Gallenbraun 5.
Gallenfarbstoffe 9.
Gallus domesticus 23.
Gänse 23.
Garnalen 26.
Garneelen 20, 26.
Gartenerbsen 29, 31.
Gartenerde 91.
Gartensauerampfer 17, 29, 39.
Gebiss 19.
Geflügel 17, 21, 23.
Gekrösezellen 87.
Gember 72.
Gemischte Diät 8.
Gemüse 27.
Gerstengraupen 77.
Gewicht 8.
Gewürznelken 82.
Gort 17.
Gräten 7, 13, 17, 24, 91.
Grünkohl 17, 39, 43.
Grütze 77.
Gurken 17, 29, 40.

Haare 8, 13, 41, 42, 45, 47, 48, 50, 51, 52, 60, 63, 64, 67, 68, 69, 73, 77, 78, 79, 81, 88, 89.
Hafergrütze 77.
Hafermalz 77.
Hafermehl 77.
Hagebutten 63.
Haring 25.
Häring 25.
Harz 72.
Haselnüsse 17, 72.
Havermout 77.
Hazelnoten 72.
Hecht 17, 24.
Heidelbeeren 17, 63.
Hendyoëder 33.

Herz 23.
Himbeeren 64.
Holz 8.
Holzsplitter 90.
Hordeum vulgare 77.
Hühner 23.
Hülsenfrüchte 28.
Hummer 20.
Hungerkoth 8.
Hydrobilirubin 9.
Hyphen 71.

Idioblasten 33, 64, 65.
Indol 10.
Ingwer 72.

Johannisbeeren 17, 64.

Kabeljau 17, 24, 25.
Kabeljauw 24.
Kaffeesatz 90.
Kalbsfricassé 20.
Kalbsleber 20.
Kalkschalen 92.
Kappern 87.
Kappers 87.
Kapronsäure 10.
Kartoffeln 7, 13, 29, 32.
Kastanien 13, 17, 72.
Kastanjes 72.
Kerbel 29, 51.
Kersen 65.
Kervel 51.
Kettensalat 17, 29, 40.
Kieselsteinchen 92.
Kieselzellen 77, 78.
Kippen 23.
Kirschen 17, 65.
Kneipp's Kaffee 90.
Knöchelchen 7, 17.
Knochenfragmente 5.
Knollen 47.
Knüttelzellen 79.
Kochen 27.
Kohl 7, 29.
Kohlrüben 17, 29, 41.
Kokosnoot 71.
Komkommers 40.
Komijn 82.
Koolrapen 41.
Kopfsalat 17, 29, 41.
Korinthen 39, 66.
Korinthenbrot 85.

Korkzellen 59.
Körner 4.
Krausendivie 37.
Krebsen 20.
Krenten 66.
Kriekente 23.
Krombekken 30.
Kropsla 41.
Kruidnagelen 82.
Kruisbessen 46, 69.
Krystalle 4, 53, 54, 59, 74, 83.
Krystallnadeln 44.
Krystalloide 87.
Krystallsterne 63.
Kuchen 85.
Kwetsen 89.

Lactuca sativa 36.
Lactuca sativa var. capitata 41.
Lauch 51.
Leber 23.
Legumin 28.
Lentizellen 40, 60, 61, 63, 68.
Liebesäpfel 17, 66.
Lienterie 10.
Lignin 28.
Lolium temulentum 91.
Loof 36.
Löthkörner 92.
Löwenzahnblätter 17, 29, 40.
Lycopersicum esculentum 66.

Magen 23.
Maiskolben 88.
Maïskolven 88.
Mandeln 73.
Mariniren 25.
Maulbeeren 17, 66.
Meconium 8.
Meloenen 67, 88.
Melonen 17, 67, 88.
Merluccius vulgaris 25.
Methylenblau 9.
Methylmerkaptan 10.
Milben 32, 92.
Milchnahrung 9.
Milchsaftgefässe 37, 45, 63, 67.
Mixed Pickles 86.
Moerbeien 66.
Möhren 29, 33.
Molsla 40.

Morus nigra 66.
Mosterd 85.
Musa paradisiaca 60.
— sapientum 60.
Muskatnuss 82.
Muskelfasern 5, 6.
Muskelscheiden 5.
Mutterkümmel 82.
Myristica fragrans 82.

Nadelkrystalle 43, 46.
Navicella 4.
Nootmuskaat 82.

Oelstriemen 81.
Oeltropfen 72, 73, 74.
Olea europaea 42.
Oliven 29, 42.
Olijven 42.
Orangenschalen 83.
Oryza sativa 78.
Osmerus eperlanus 24.

Paling 24.
Palissaden 30, 35.
Paprika 83.
Paradiesäpfel 66.
Paradijsappels 66.
Paris quadrifolia 92.
Patrijzen 23.
Peper 84.
Perca fluviatilis 24.
Perdix rubra 23.
Peren 61.
Peristaltik 18, 35, 46.
Persica vulgaris 67.
Perziken 67.
Peterselie 52.
Petersilie 29, 52.
Petroselinum sativum 52.
Peulen 38.
Pfeffer 13, 84.
Pferdebohnen 31.
Pfirsiche 17, 67.
Pflanzenhaare 4, 5, 6.
Pflanzensäuren 34.
Pflanzenzellen 4, 6.
Pflasterepithelium 4.
Pflaumen 17, 68.
Phaseolus 30.
Phaseolus compressus 45.
— multiflorus 45.
— tumidus 43.

Phenol 10.
Phoenix dactylifera 61.
Piccalilly 87.
Piment 13, 84.
Pimenta officinalis 84.
Pimpernel 50.
Pimpinella Anisum 80.
Piper nigrum 84.
Pirus communis 61.
— Malus 57.
Pisangs 60.
Pisum sativum 31, 38.
Platteisen 20.
Pleuronectes flesus 24.
Portulacca oleracea 42.
Portulak 17, 29, 42.
Postelein 42.
Poterium Sanguisorba 50.
Prei 51.
Preisselbeeren 17, 68.
Primitivbündel 5.
Pruimen 68.
Prunkbohnen 30.
Prunus avium 65.
— domestica 68.
Psalliota campestris 55.

Quantität 8, 19.
Quecksilbersalze 9.

Raapstelen 47.
Rabarberstelen 42.
Radieschen 17, 29, 52.
Raphanus sativus var. Radicula 52.
Raphe 78.
Raphiden 43, 46.
Rauchfleisch 20.
Rebhühner 23.
Reduktionsprocesse 9.
Reis 13, 78.
Rhabarber 17, 29, 42.
Rheum crispum 42.
Rhombus maximus 25.
Ribes Grossularia 46, 69.
— rubrum 64.
Rindslappen 20, 22.
Roggebrood 78.
Roggenbrot 78.
Roode Boschbessen 68.
Roodekool 43.
Rosa pomifera 63.
— rugosa 63.

Rosenkohl 17, 43.
Rosinen 69.
Rothkraut 17, 32, 43, 44.
Roulade 20, 22, 90.
Rozebottels 63.
Rozijnen 69.
Rubus idaeus 64.
Rumex Acetosa 39.
Runkelrüben 7, 17, 29, 32, 33.
Rijst 78.

Salatbohnen 29, 43.
Salze 5.
Salzfisch 25.
Sand 91.
Samenkörner 7.
Sardinen 13, 24.
Sardines 24.
Satureja hortensis 50.
Sauergurken 7, 88.
Sauerkraut 17, 43, 44.
Saure Gährung 8.
Savoyerkohl 17, 43, 44.
Schalotten 29, 53.
Schalthiere 13.
Scharren 20.
Schellfisch 17, 24.
Schelvisch 24.
Schillenkoek 83.
Schinken 20.
Schlauchzellen 79.
Schleim 4, 10, 85.
Schminkbohnen 30.
Schneppen 23.
Schnittbohnen 29, 30, 45.
Schorseneren 45.
Schuppchen 8.
Schuppen 7, 21, 24.
Schwarzwurz 29, 45.
Schweinsrippe 20.
Sclereiden 58, 63.
Scorzonera hispanica 45.
Scybala 10.
Secale cereale 78.
— cornutum 91.
Seezunge 24.
Sehnen 5.
Selderij 53.
Sellerie 53.
Senf 85.
Silbersalze 9.
Sinaasappels 59.

Sinapis alba 85.
Sjalotten 53.
Skatol 10.
Slaboonen 43.
Snipperkoek 83.
Snippers 83.
Snoek 24.
Snijbiet 48.
Snijboonen 30, 45.
Solanum nigrum 92.
— tuberosum 32.
Solea vulgaris 24.
Spaansche Peper 83.
Spargeln 17, 29, 45.
Speckbohnen 30.
Speichelabsonderung 49.
Spersieboonen 43.
Sphagnumblätter 91.
Spiegeleier 24, 91.
Spiering 24.
Spinacia oleracea 46.
Spiralgefässe 6.
Sprot 24.
Sprotten 13, 17, 24.
Stachelbeeren 17, 29, 46, 69.
Stärkekleister 6, 75, 78.
Stärkekörner 6, 13, 71, 73, 75.
Steckerbsen 38.
Steckrübenstengel 17, 29, 47.
Steinbutt 25.
Steinzellen 13, 61, 62, 67, 84, 85.
Stengels 47.
Stinte 13, 17, 24.
Stockfisch 17, 25.
Succade 85.
Suikerij 36.
Sukade 85.
Sultaninrosinen 69.
Suppenkraut 48.

Tabakblätter 90.
Tafelrosinen 69.
Taling 23.
Taraxacum officinale 40.
Tarbot 25.
Tarwebrood 79.
Theeblätter 90.
Tomaten 66.
Tongen 24.
Torf 91.
Torte 85.
Trägerzellen 30, 32.

Trauben 17, 70.
Trichome 36, 39.
Tripelphosphatkrystalle 4.
Triticum vulgare 79.
Trüffeln 55.
Truffels 55.
Tuber aestivum 55.
Tuinboonen 31.
Typhusmasse 4.
Tyroglyphus 92.
Tyroglyphus farinae 32.

Uien 53.
Unkraut 91.
Urobilin 9.
Uromyces Phaseoli 44.
Urtica dioica 50.
— urens 50.

Vaccaria parviflora 91.
Vaccinium Myrtillus 63.
— Vitis idaea 68.
Valerianella olitoria 39.
Veldsla 39.
Venkel 81.
Vicia Faba 31.
Vitis apyrena 66.
— Rumphii 69.
— vinifera 70.
Vijgen 62.

Walnoten 74.
Wallnüsse 17, 74.
Wassergehalt 8, 34.
Weisse Rüben 29, 47.
Weizenbrot 79.
Weizenhaare 4.
Winterspinat 29, 48.
Winterspinazie 48.
Wismuthsalze 9.
Witloof 36.
Wortelen 33.
Wurst 20.

Zea Mays 88.
Zerkleinerung 18, 27.
Zingiber officinale 72.
Zoet-zuur 88.
Zuring 39.
Zuurkool 44.
Zwetschen 89.
Zwiebeln 20, 29, 53.

van Ledden Hulsebosch. *Tafel 1.*

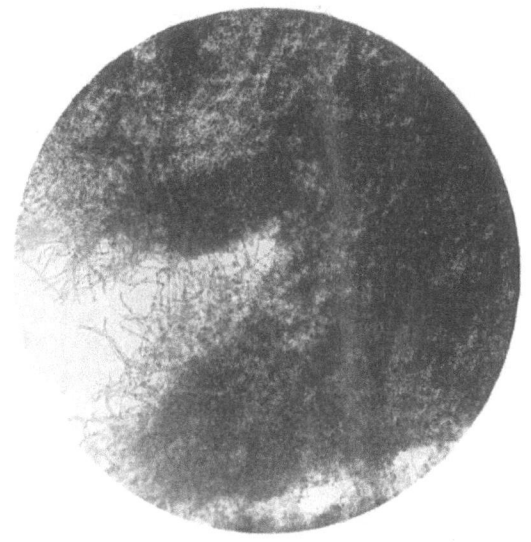

Fig. 1. Bindegewebe.

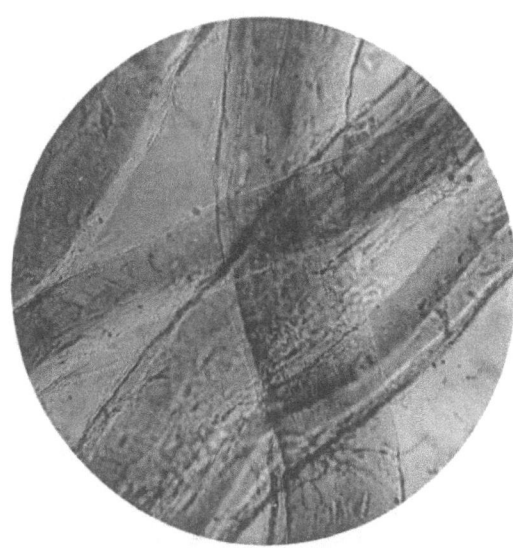

Fig. 4. Rindfleisch.

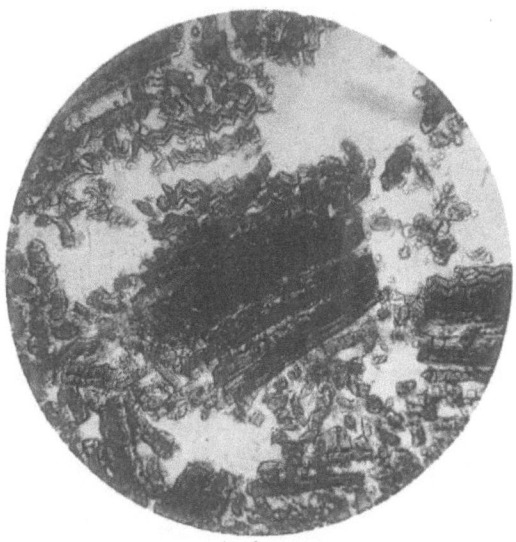

Fig. 2. Schwarz gebratenes Fleisch.

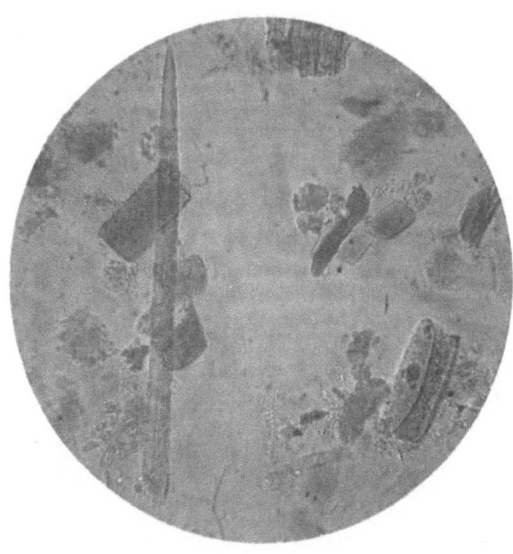

Fig. 5. Fleisch, Fisch, Weizenbrot.

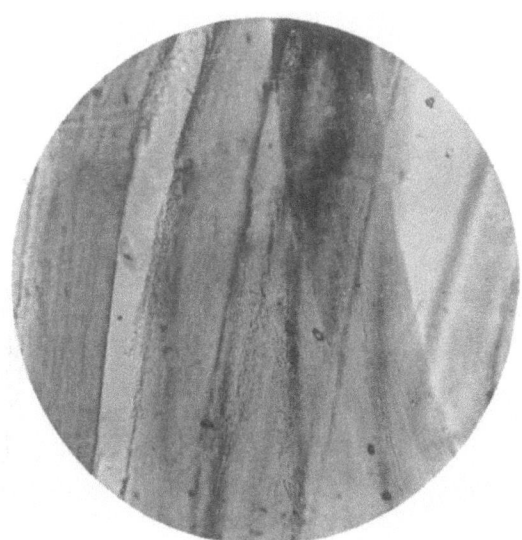

Fig. 3. Rindfleisch.

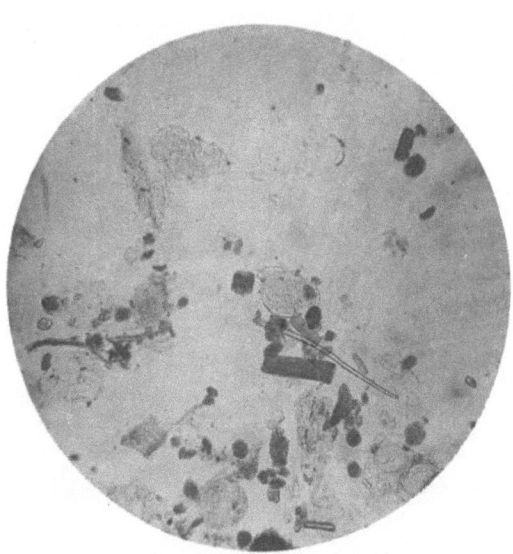

Fig. 6. Fleisch, Kartoffeln, Weizenbrot.

Verlag von Julius Springer in Berlin N.

van Ledden Hulsebosch. Tafel 2.

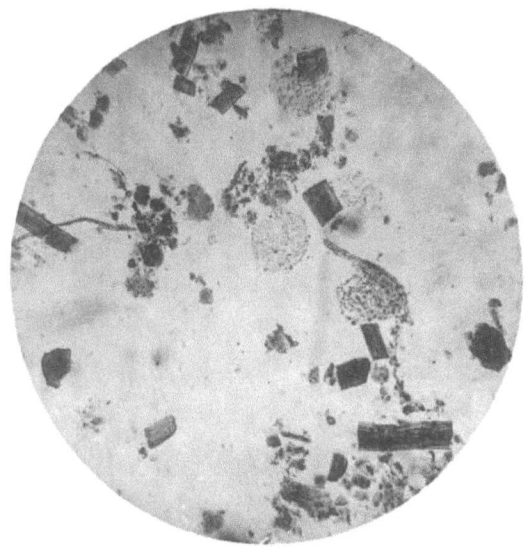

Fig. 7. Fleisch, Fisch, Kartoffeln.

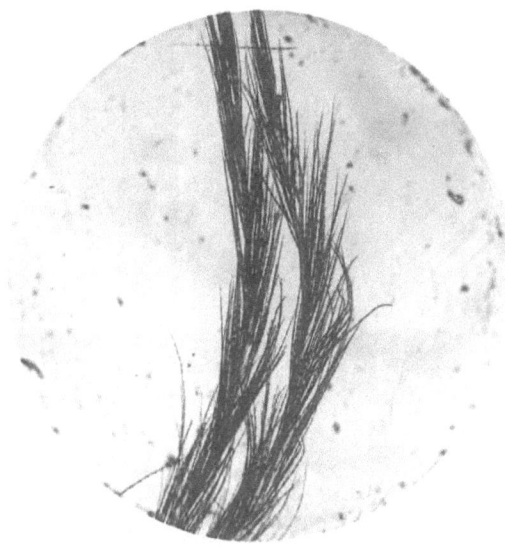

Fig. 10. Kriekente.

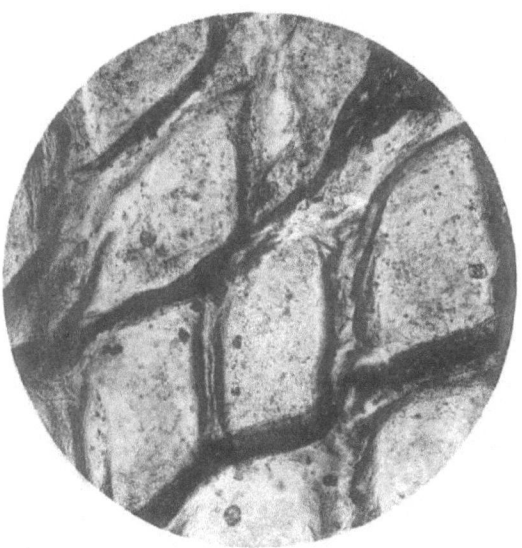

Fig. 8. Kriekente.

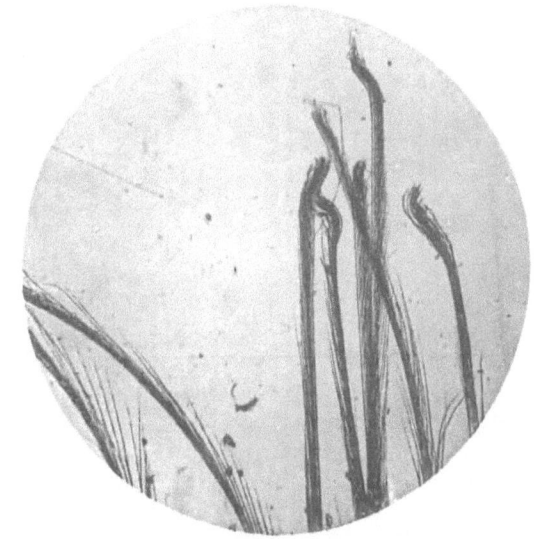

Fig. 11. Ente.

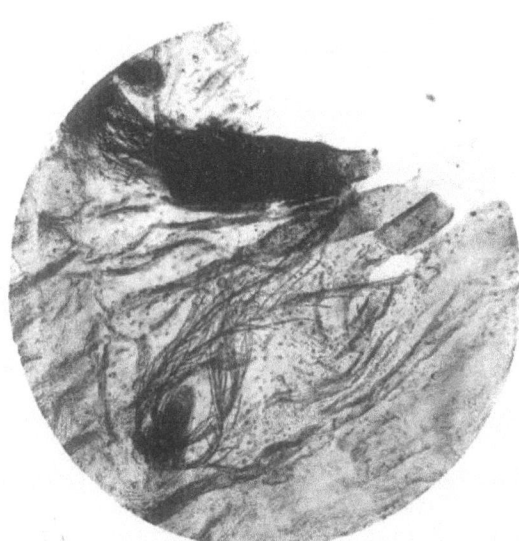

Fig. 9. Kriekente.

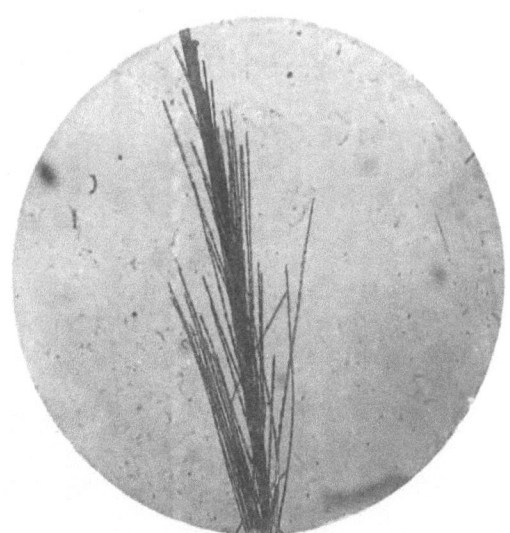

Fig. 12. Huhn.

Verlag von Julius Springer in Berlin N.

van Ledden Hulsebosch. Tafel 3.

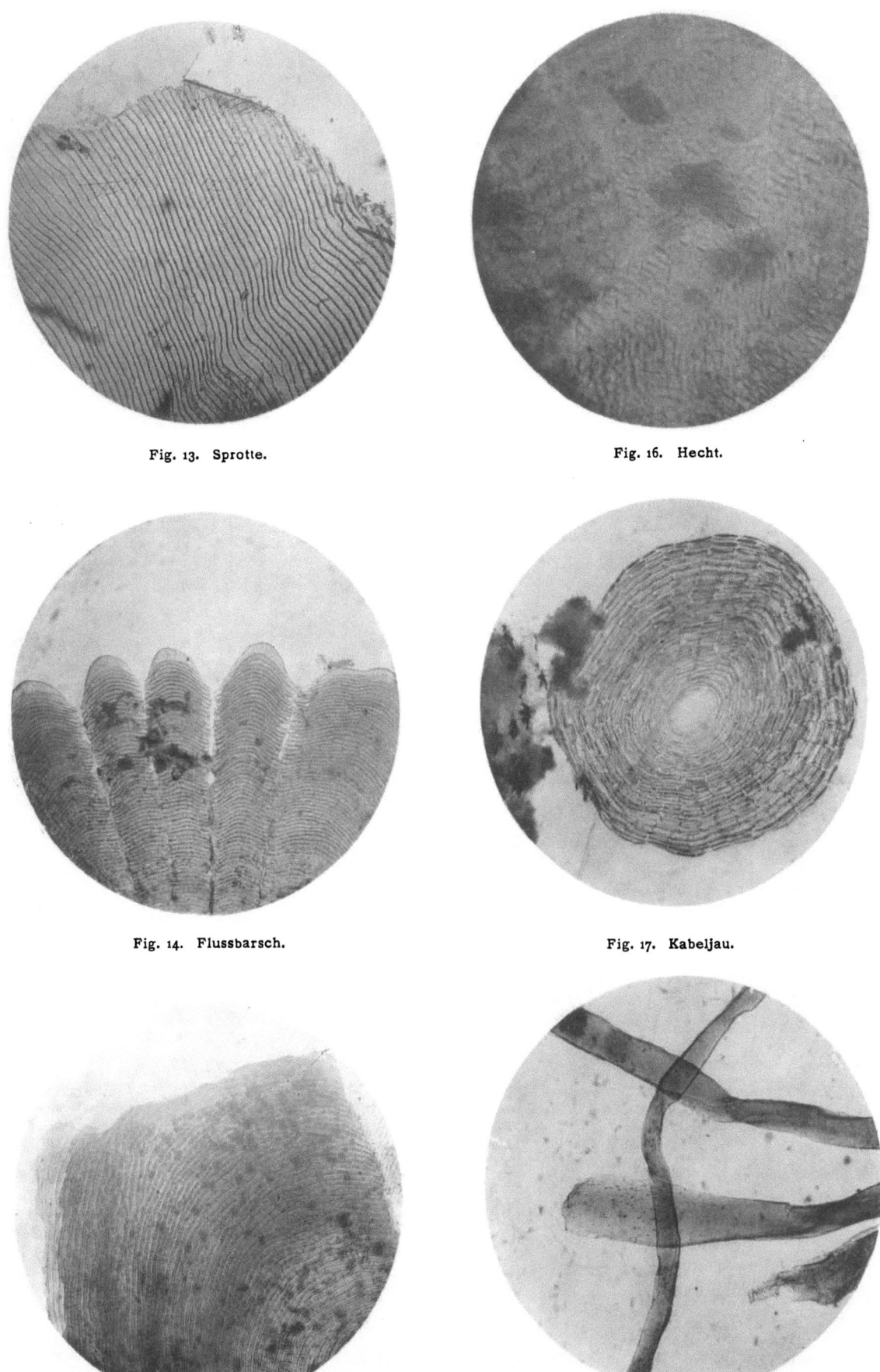

Fig. 13. Sprotte.

Fig. 16. Hecht.

Fig. 14. Flussbarsch.

Fig. 17. Kabeljau.

Fig. 15. Hecht.

Fig. 18. Stockfisch.

Verlag von Julius Springer in Berlin N.

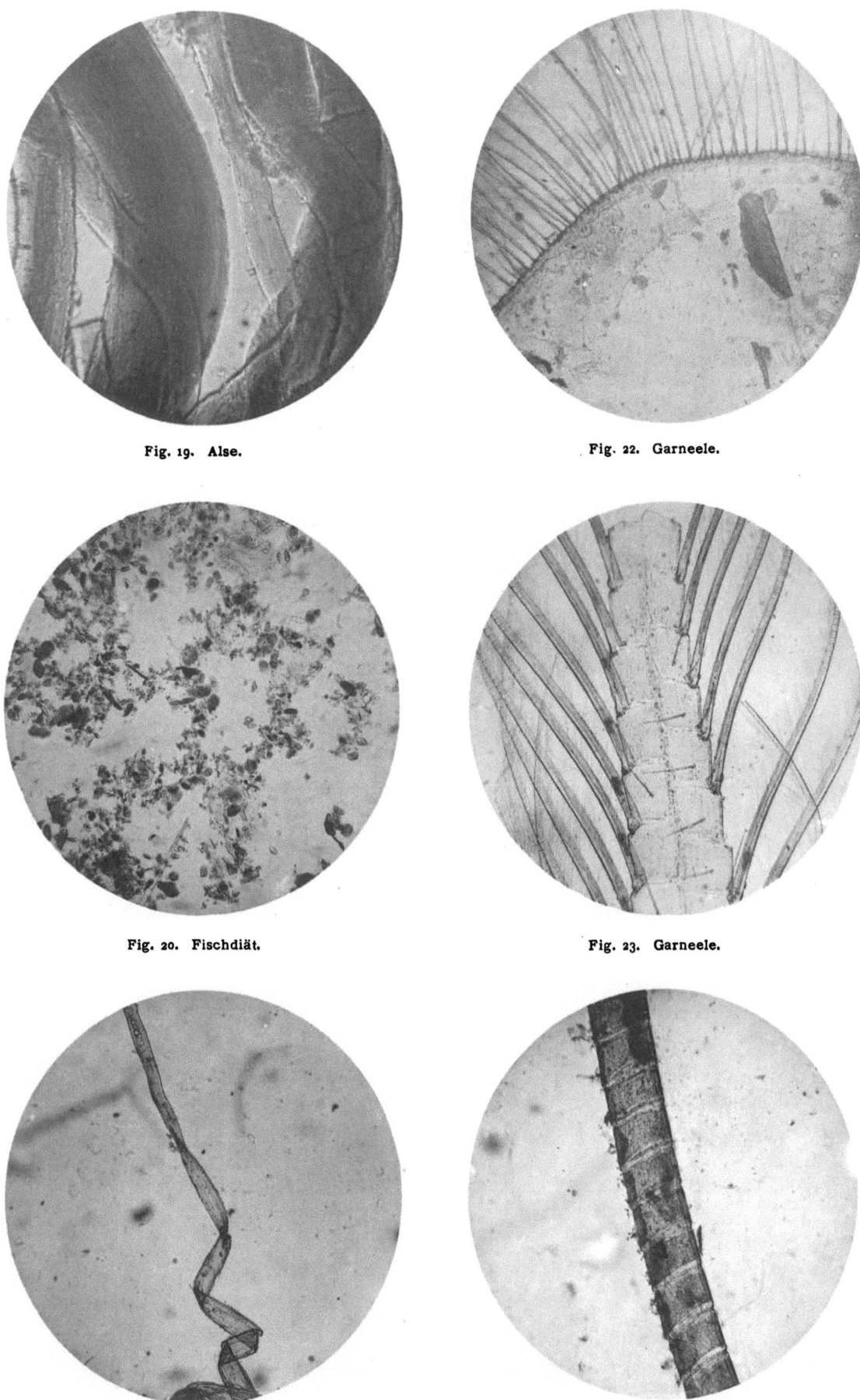

Fig. 19. Alse. Fig. 22. Garneele.

Fig. 20. Fischdiät. Fig. 23. Garneele.

Fig. 21. Aal. Fig. 24. Garneele.

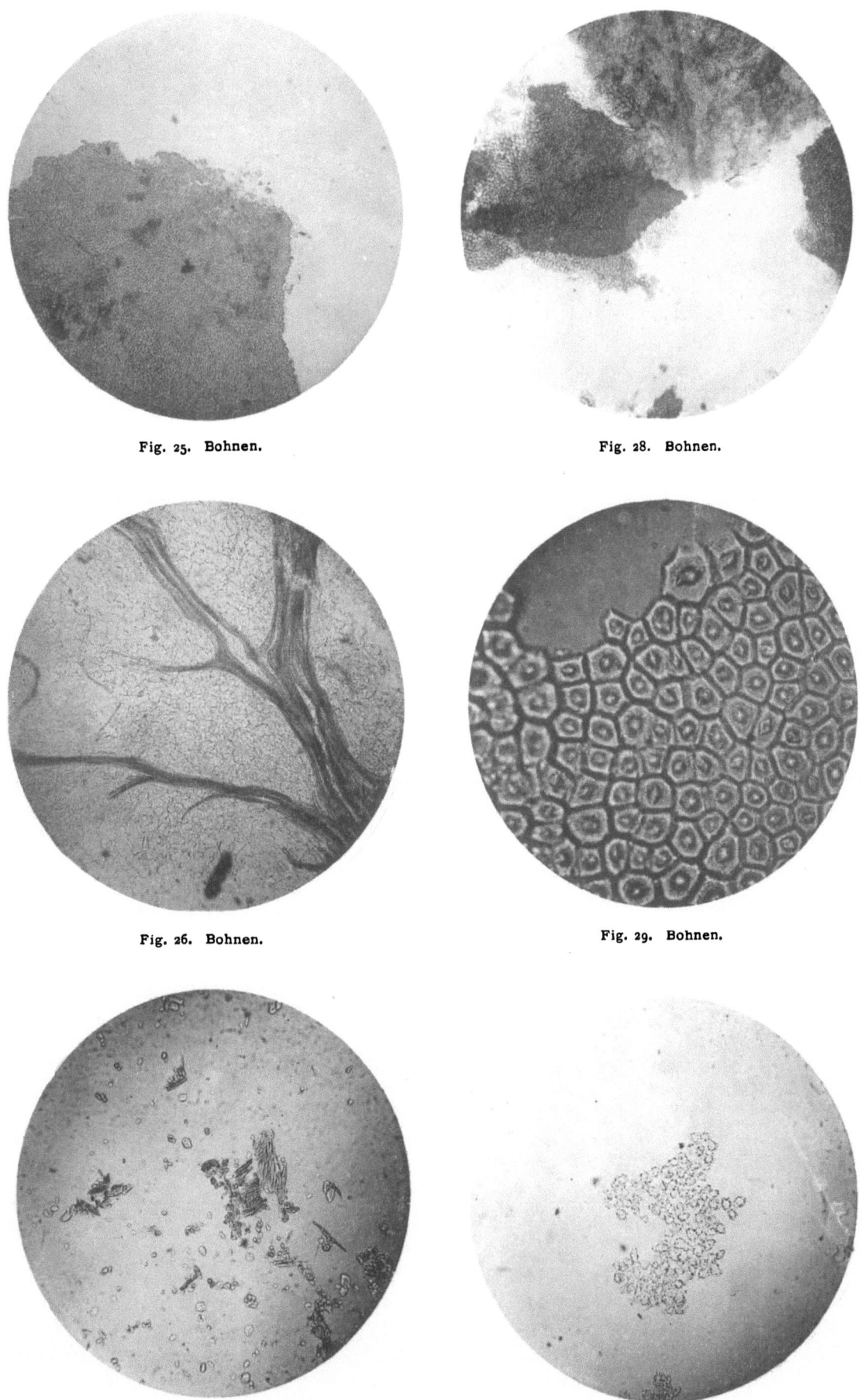

van Ledden Hulsebosch. Tafel 6.

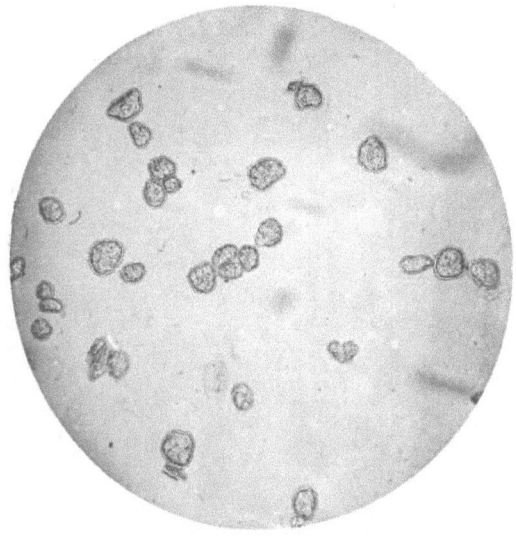

Fig. 31. Bohnen.

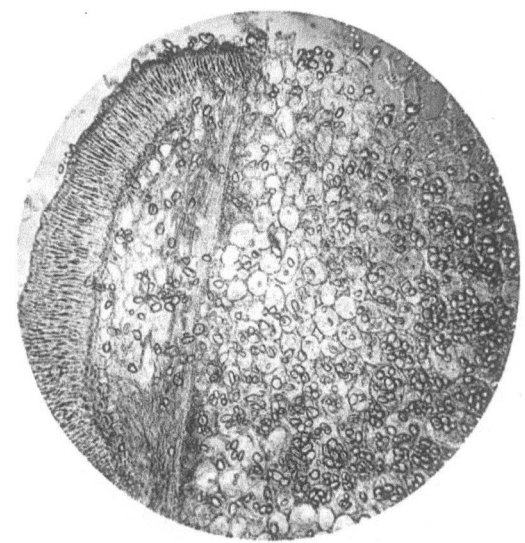

Fig. 34. Buffbohnen.

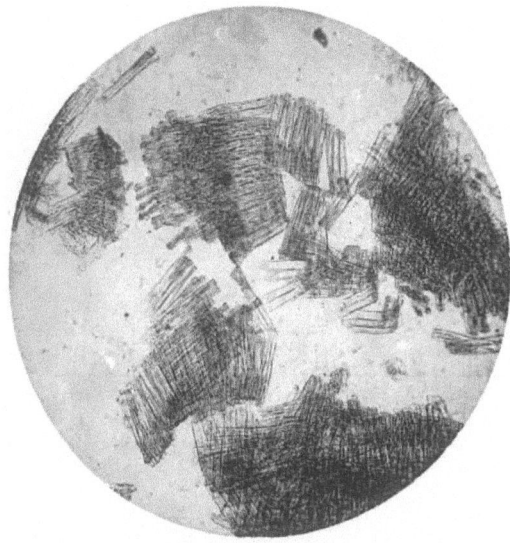

Fig. 32. Buffbohnen.

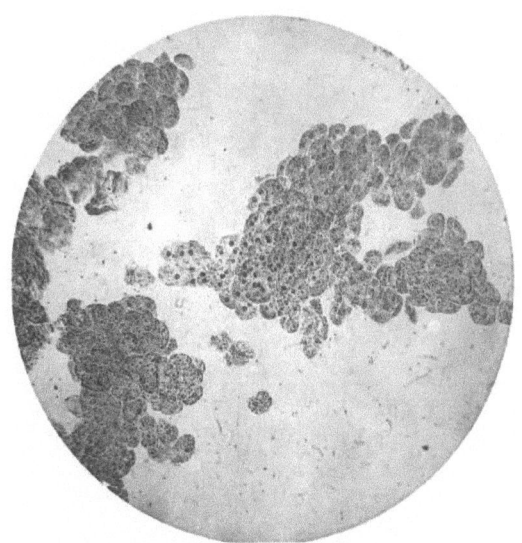

Fig. 35. Buffbohnen.

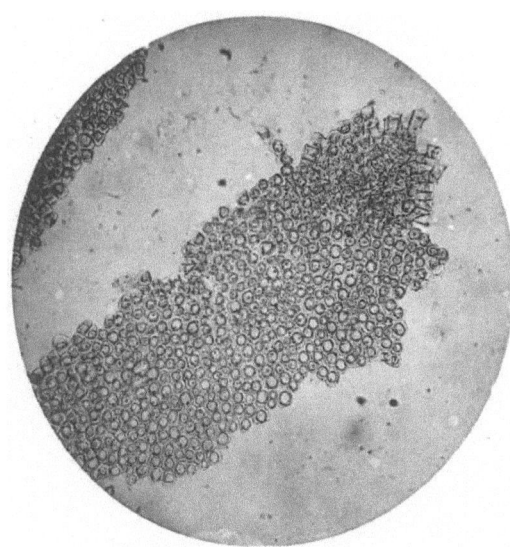

Fig. 33. Buffbohnen.

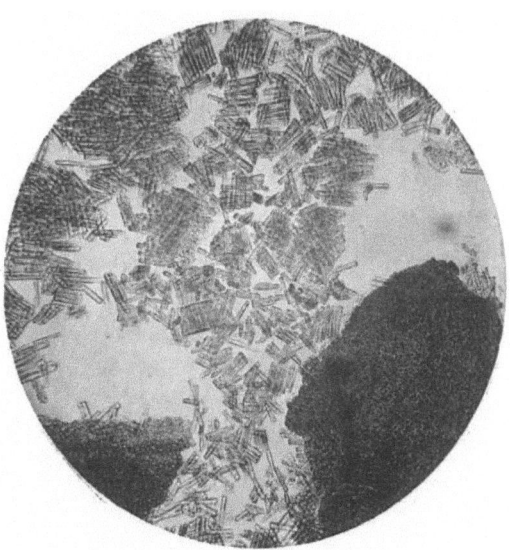

Fig. 36. Erbsen.

Verlag von Julius Springer in Berlin N.

van Ledden Hulsebosch. Tafel 7.

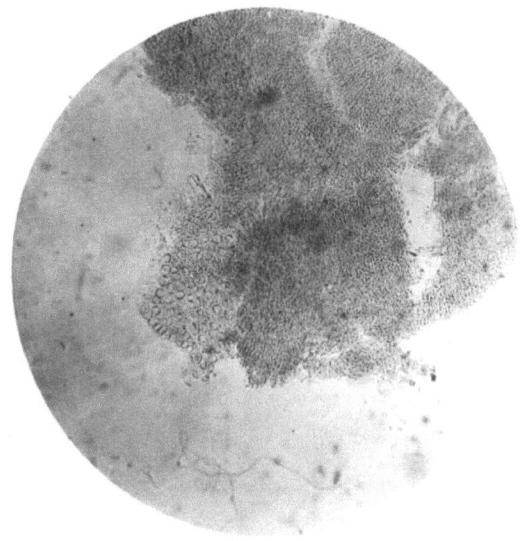

Fig. 37. Gartenerbsen.

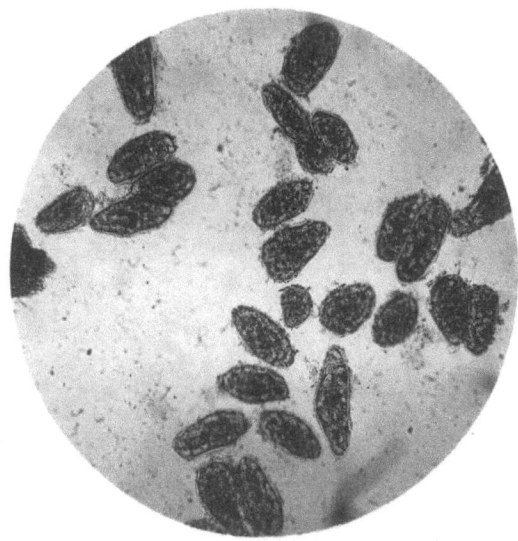

Fig. 40. Erbsen.

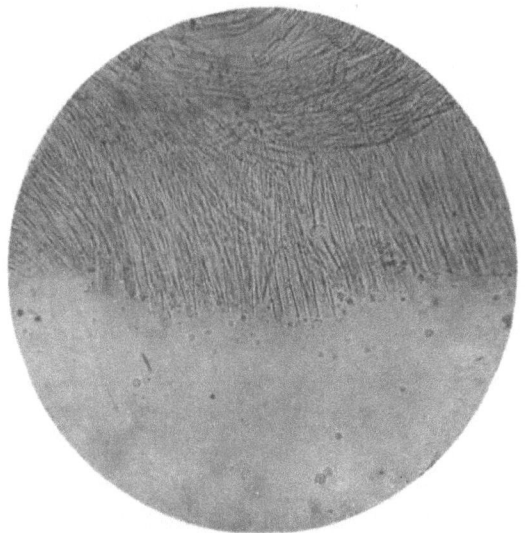

Fig. 38. Gartenerbsen.

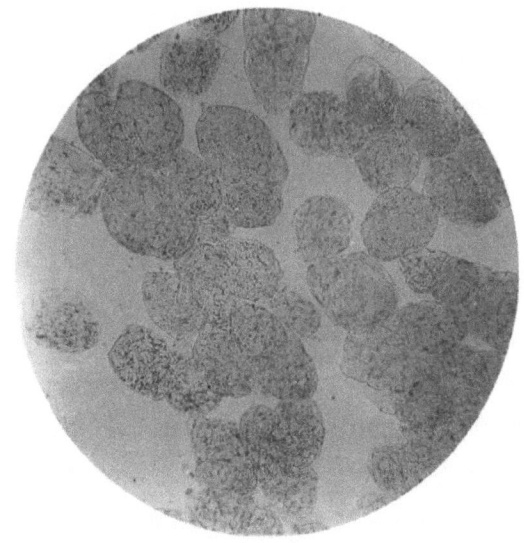

Fig. 41. Erbsen.

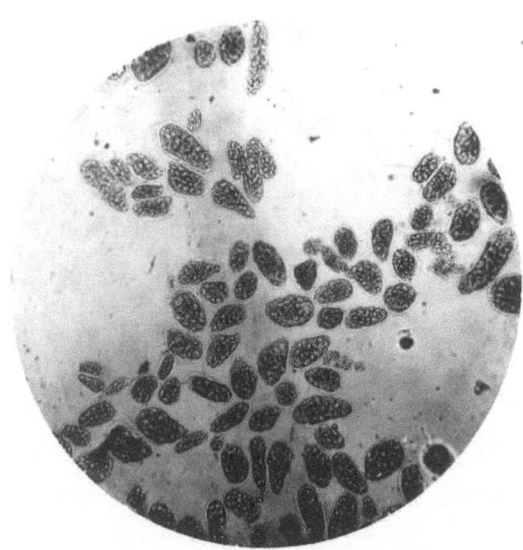

Fig. 39. Gartenerbsen.

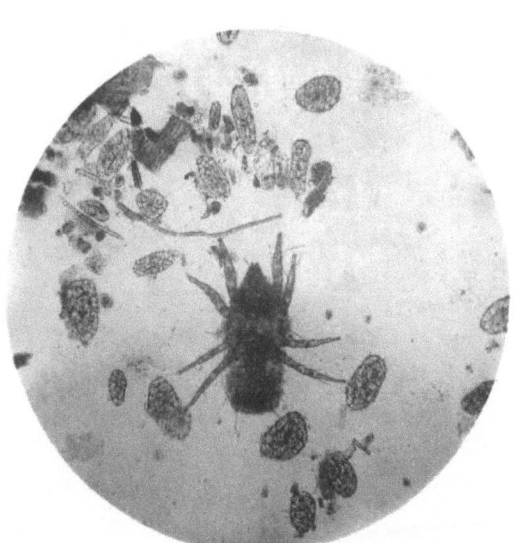

Fig. 42. Erbsen (mit Milben).

Verlag von Julius Springer in Berlin N.

van Ledden Hulsebosch. Tafel 8.

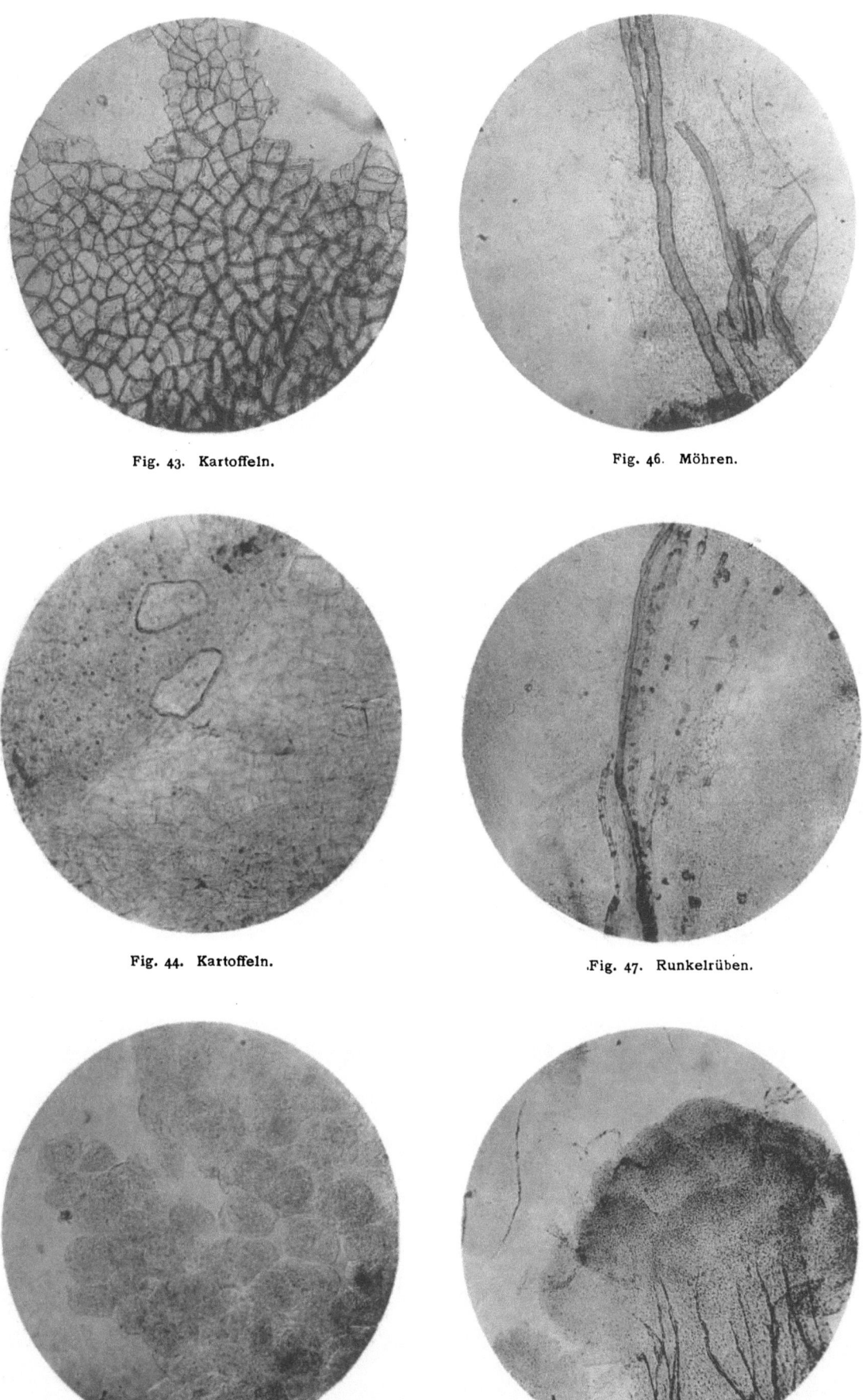

Fig. 43. Kartoffeln.

Fig. 46. Möhren.

Fig. 44. Kartoffeln.

Fig. 47. Runkelrüben.

Fig. 45. Kartoffeln.

Fig. 48. Blumenkohl.

Verlag von Julius Springer in Berlin N.

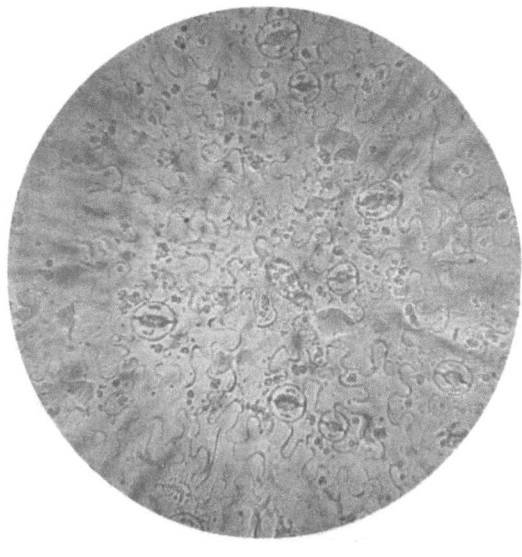

Fig. 49. Brütkastensalat.

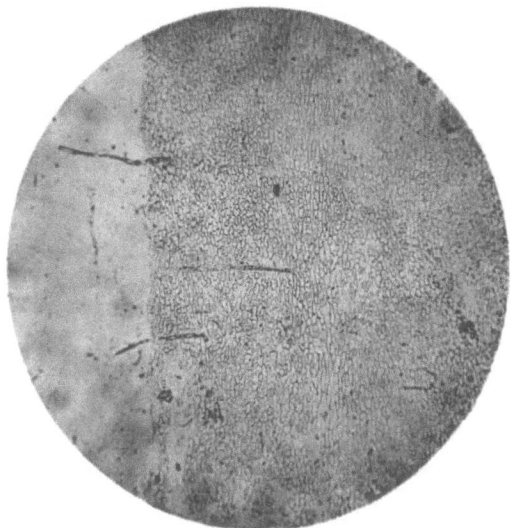

Fig. 52. Cichorie.

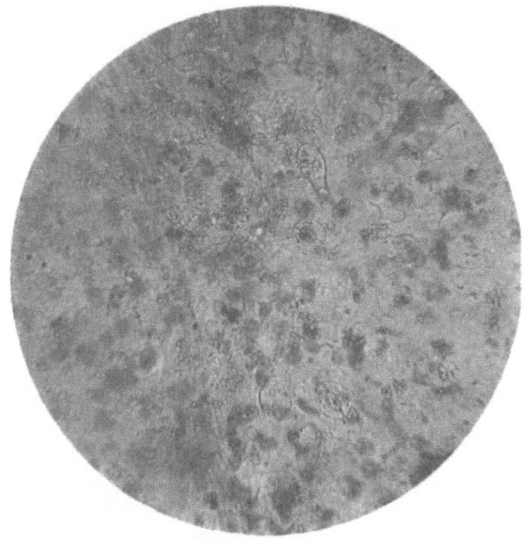

Fig. 50. Brütkastensalat.

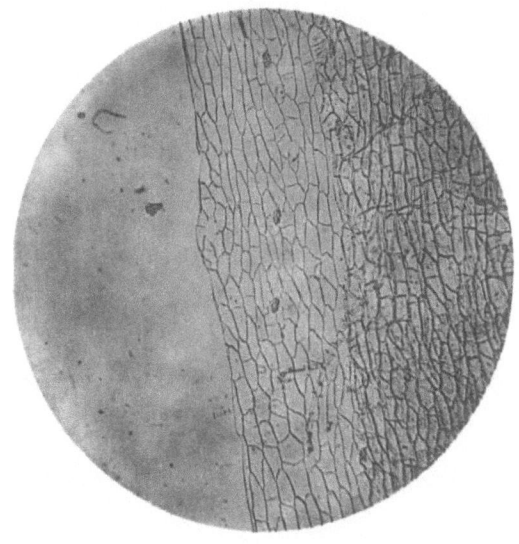

Fig. 53. Cichorie.

Fig. 51. Cichorie.

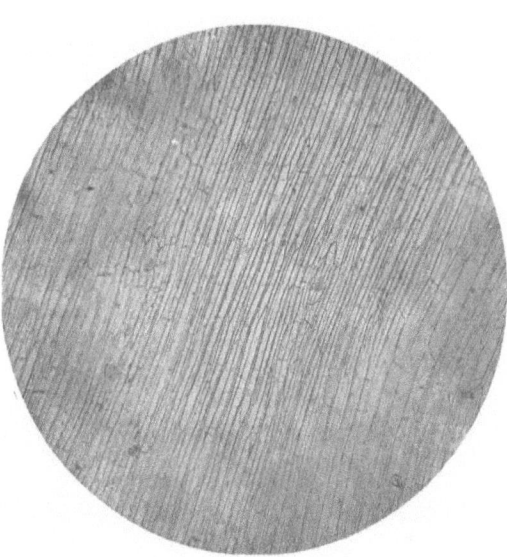

Fig. 54. Cichorie.

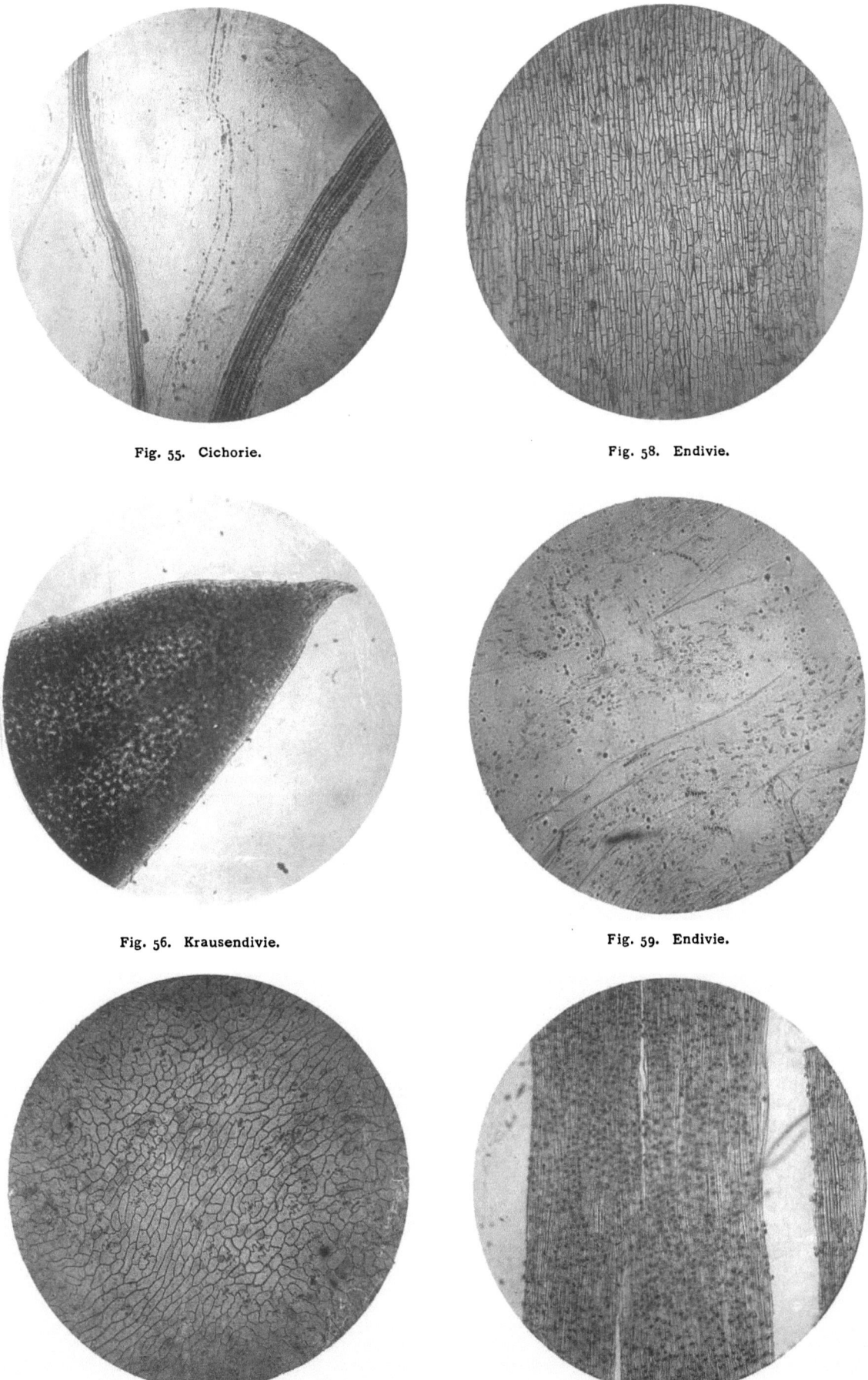

Fig. 55. Cichorie.

Fig. 58. Endivie.

Fig. 56. Krausendivie.

Fig. 59. Endivie.

Fig. 57. Endivie.

Fig. 60. Erbsenschoten.

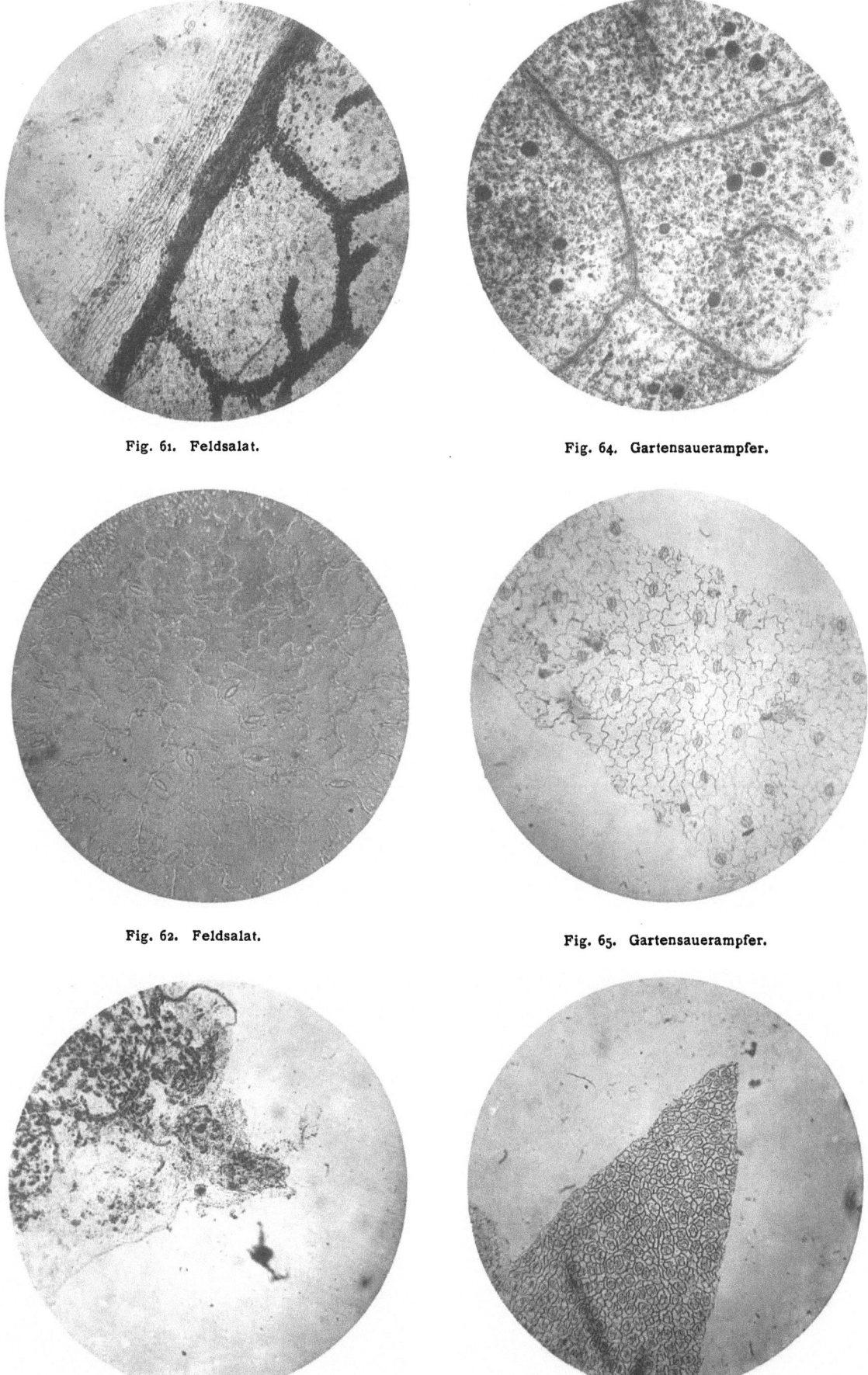

Fig. 61. Feldsalat.

Fig. 64. Gartensauerampfer.

Fig. 62. Feldsalat.

Fig. 65. Gartensauerampfer.

Fig. 63. Gartensauerampfer.

Fig. 66. Grünkohl.

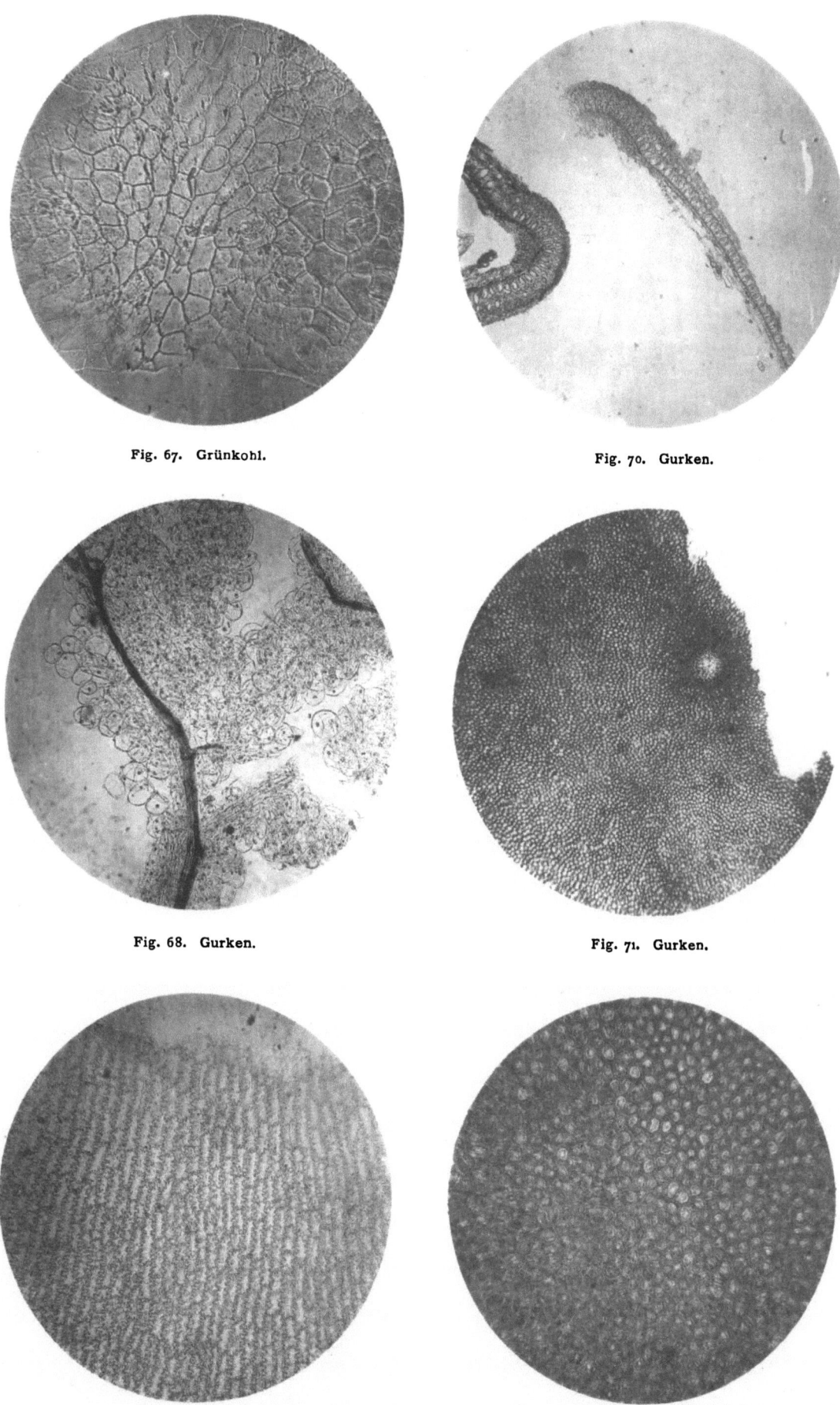

Fig. 67. Grünkohl.   Fig. 70. Gurken.

Fig. 68. Gurken.   Fig. 71. Gurken.

Fig. 69. Gurken.   Fig. 72. Gurken.

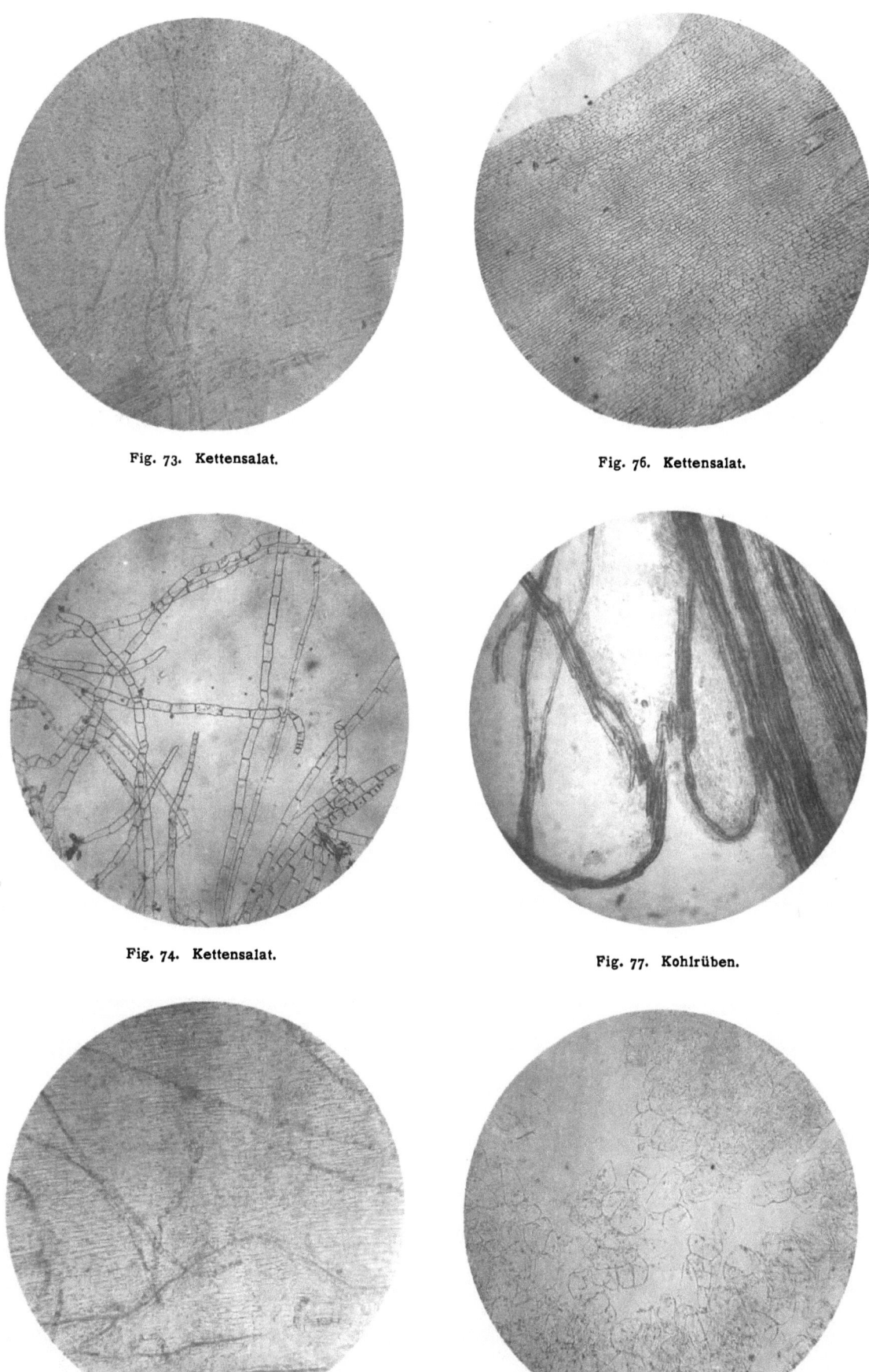

Fig. 73. Kettensalat. Fig. 76. Kettensalat.
Fig. 74. Kettensalat. Fig. 77. Kohlrüben.
Fig. 75. Kettensalat. Fig. 78. Kohlrüben.

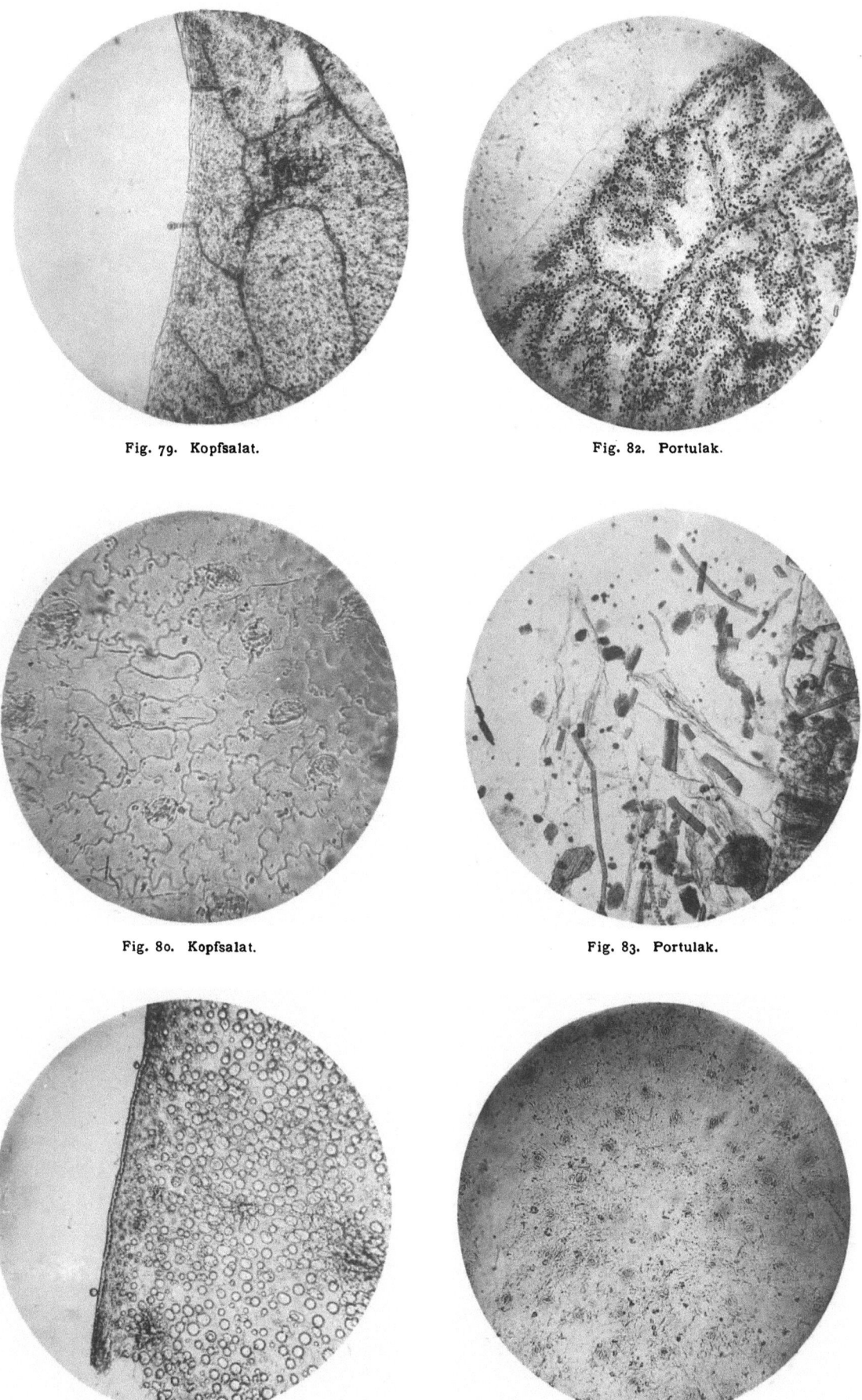

Fig. 79. Kopfsalat.   Fig. 82. Portulak.

Fig. 80. Kopfsalat.   Fig. 83. Portulak.

Fig. 81. Oliven.   Fig. 84. Portulak.

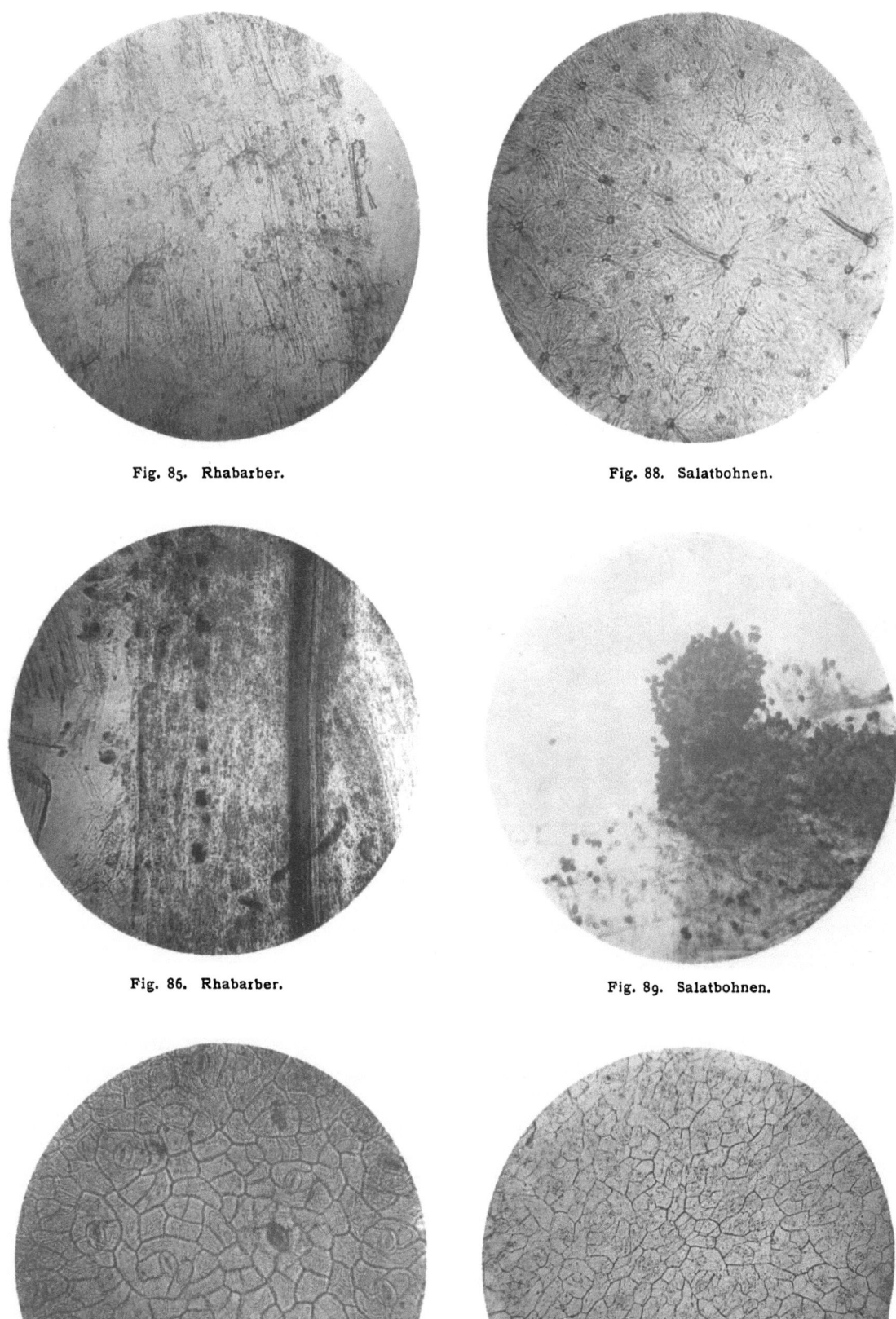

Fig. 85. Rhabarber.

Fig. 88. Salatbohnen.

Fig. 86. Rhabarber.

Fig. 89. Salatbohnen.

Fig. 87. Rosenkohl.

Fig. 90. Sauerkraut.

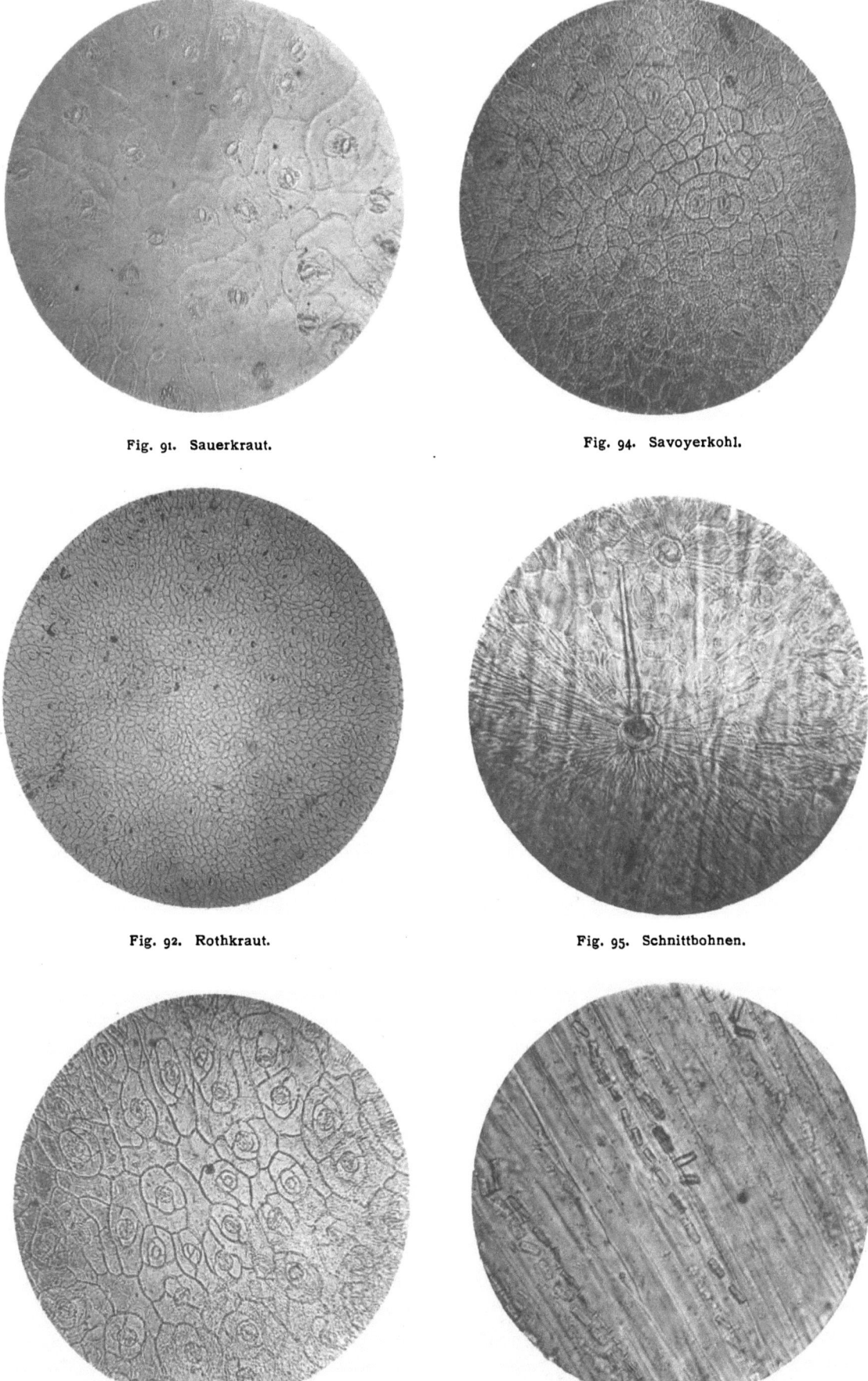

Fig. 91. Sauerkraut.

Fig. 94. Savoyerkohl.

Fig. 92. Rothkraut.

Fig. 95. Schnittbohnen.

Fig. 93. Savoyerkohl.

Fig. 96. Schnittbohnen.

van Ledden Hulsebosch. Tafel 17.

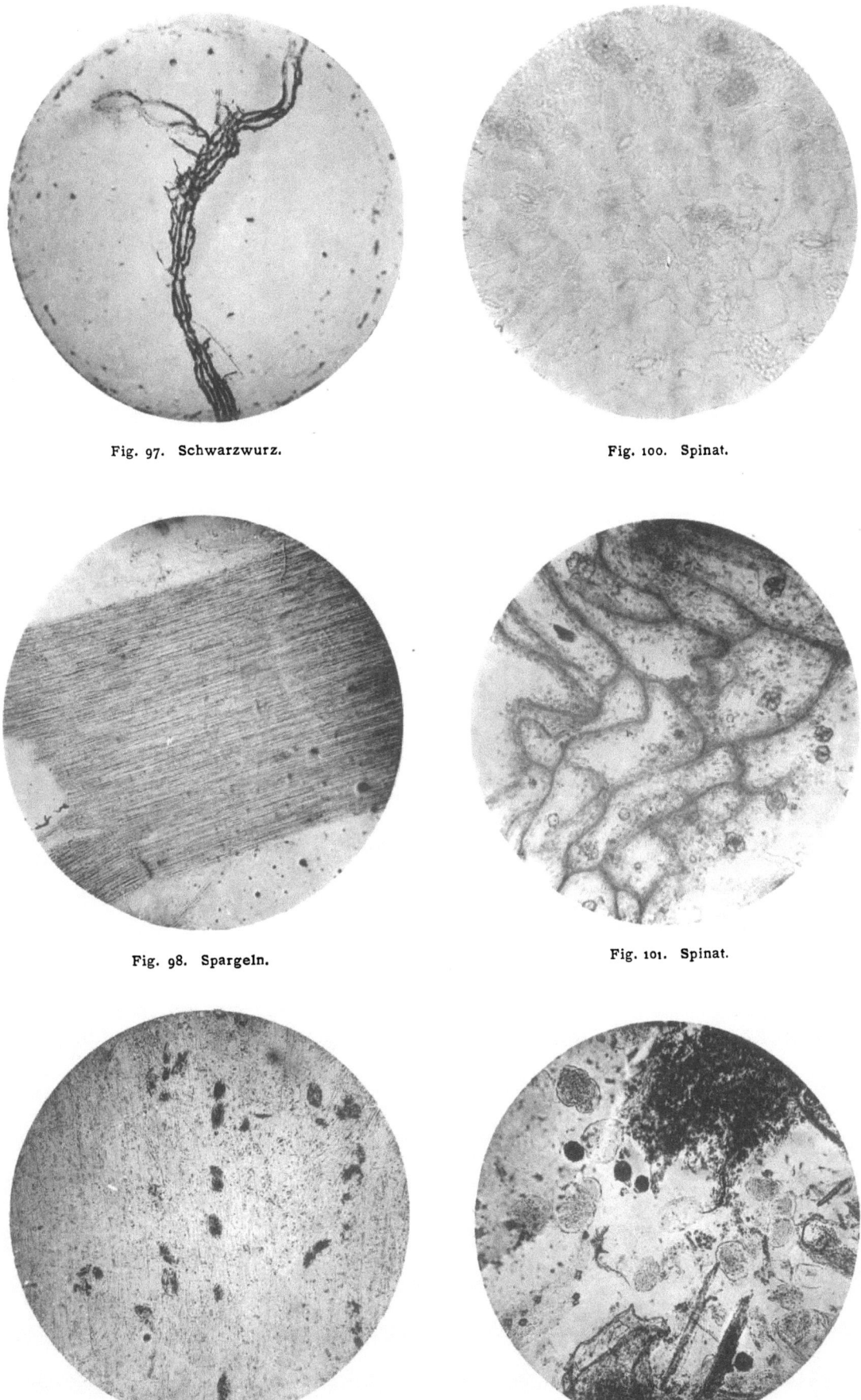

Fig. 97. Schwarzwurz.

Fig. 100. Spinat.

Fig. 98. Spargeln.

Fig. 101. Spinat.

Fig. 99. Spargeln.

Fig. 102. Spinat.

Verlag von Julius Springer in Berlin N.

van Ledden Hulsebosch. Tafel 18.

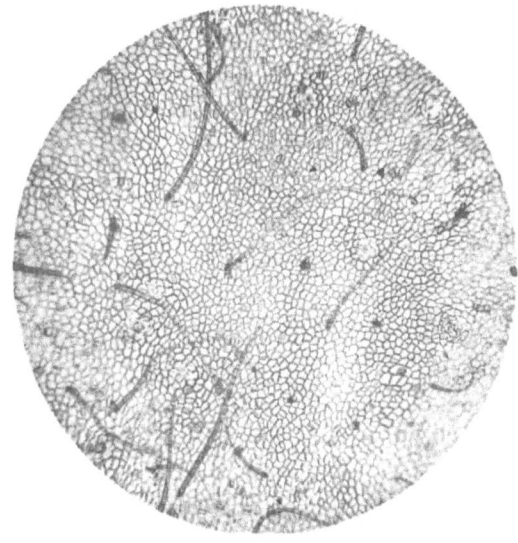

Fig. 103. Stachelbeeren.

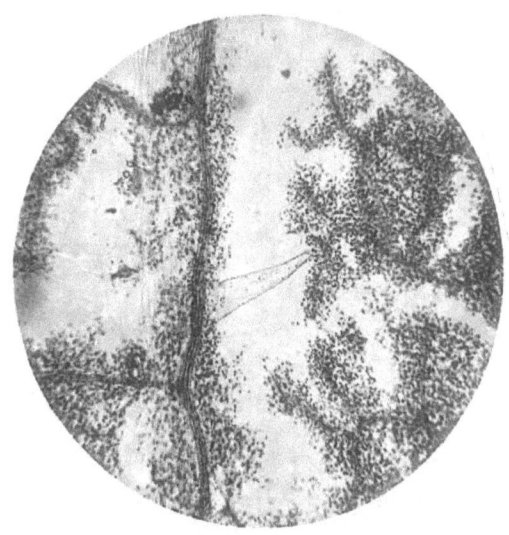

Fig. 106. Weisse Rüben.

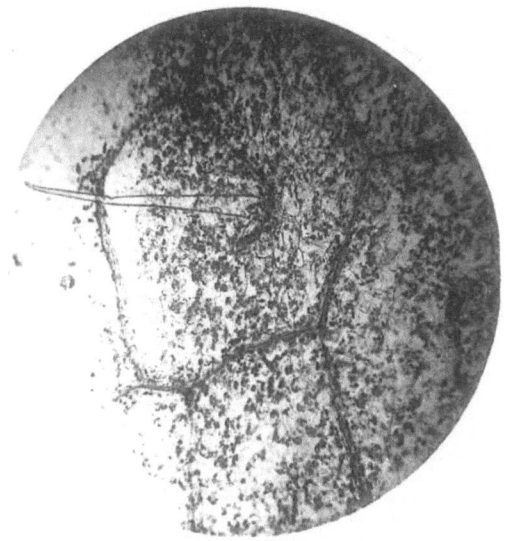

Fig. 104. Steckrübenstengel.

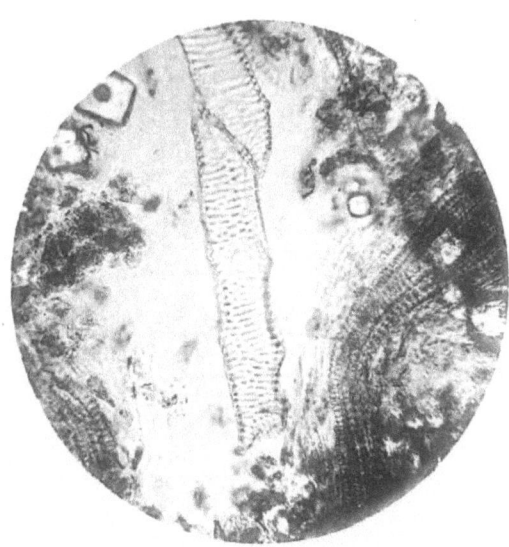

Fig. 107. Winterspinat.

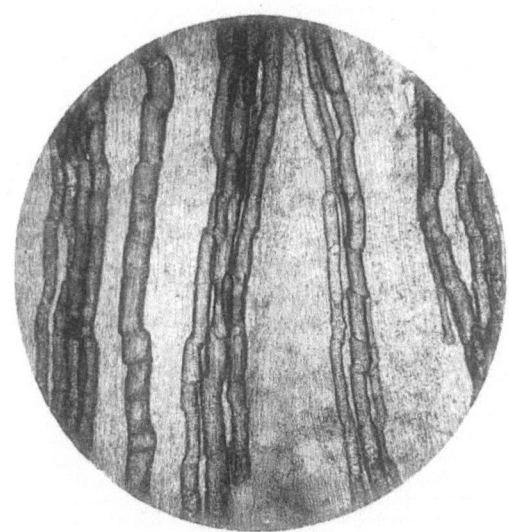

Fig. 105. Weisse Rüben.

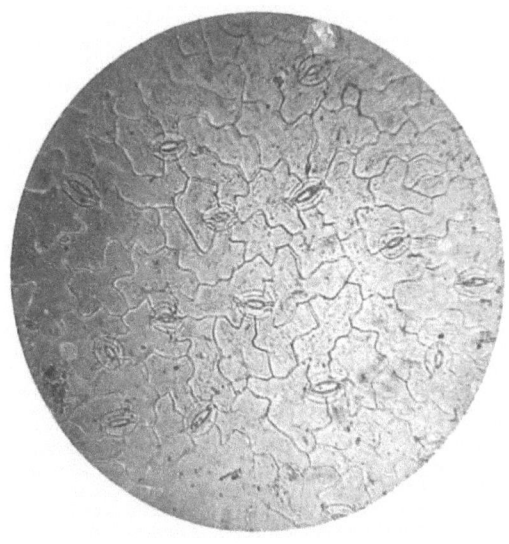

Fig. 108. Winterspinat.

Verlag von Julius Springer in Berlin N.

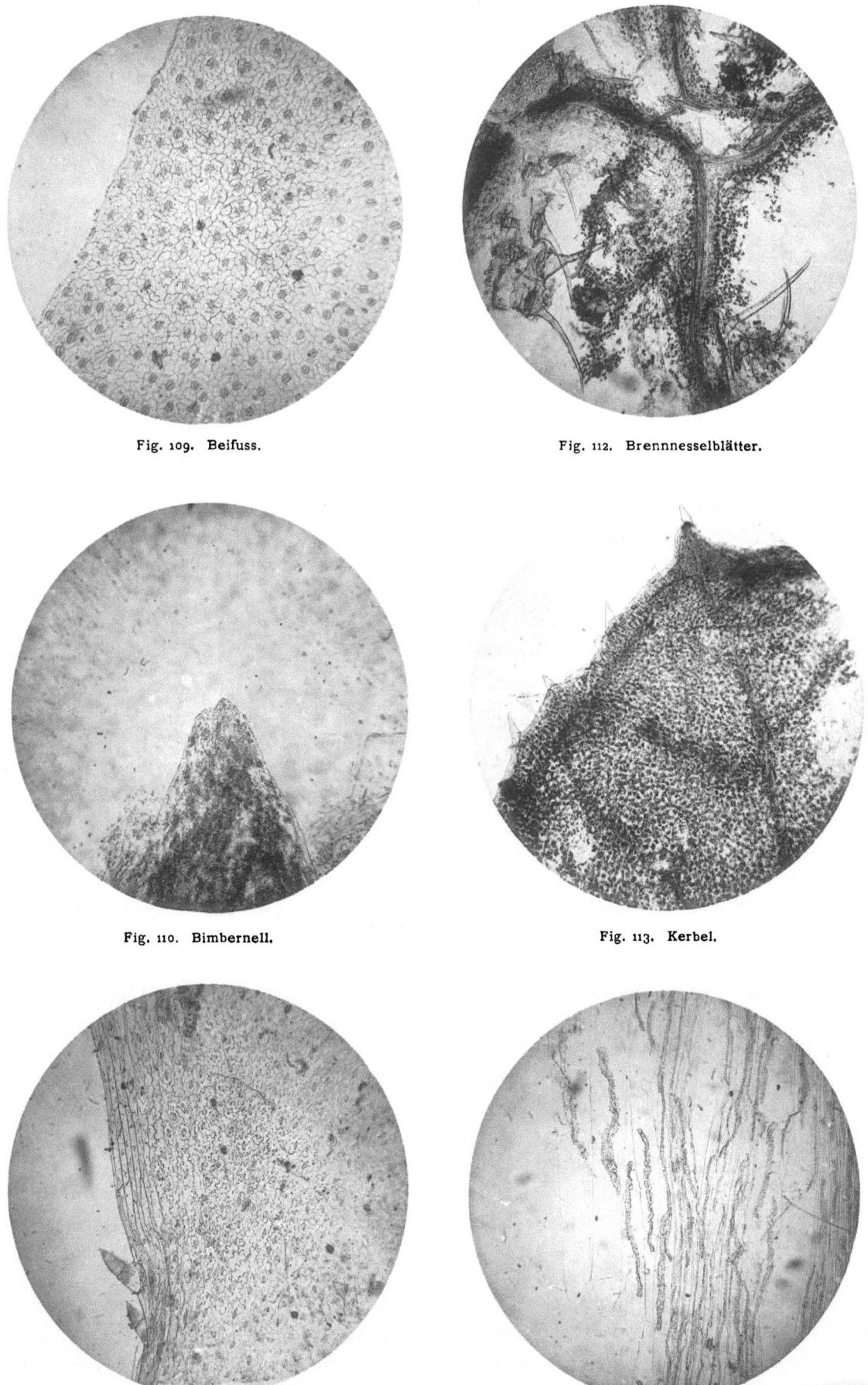

Fig. 109. Beifuss.

Fig. 112. Brennnesselblätter.

Fig. 110. Bimbernell.

Fig. 113. Kerbel.

Fig. 111. Bohnenkraut.

Fig. 114. Lauch.

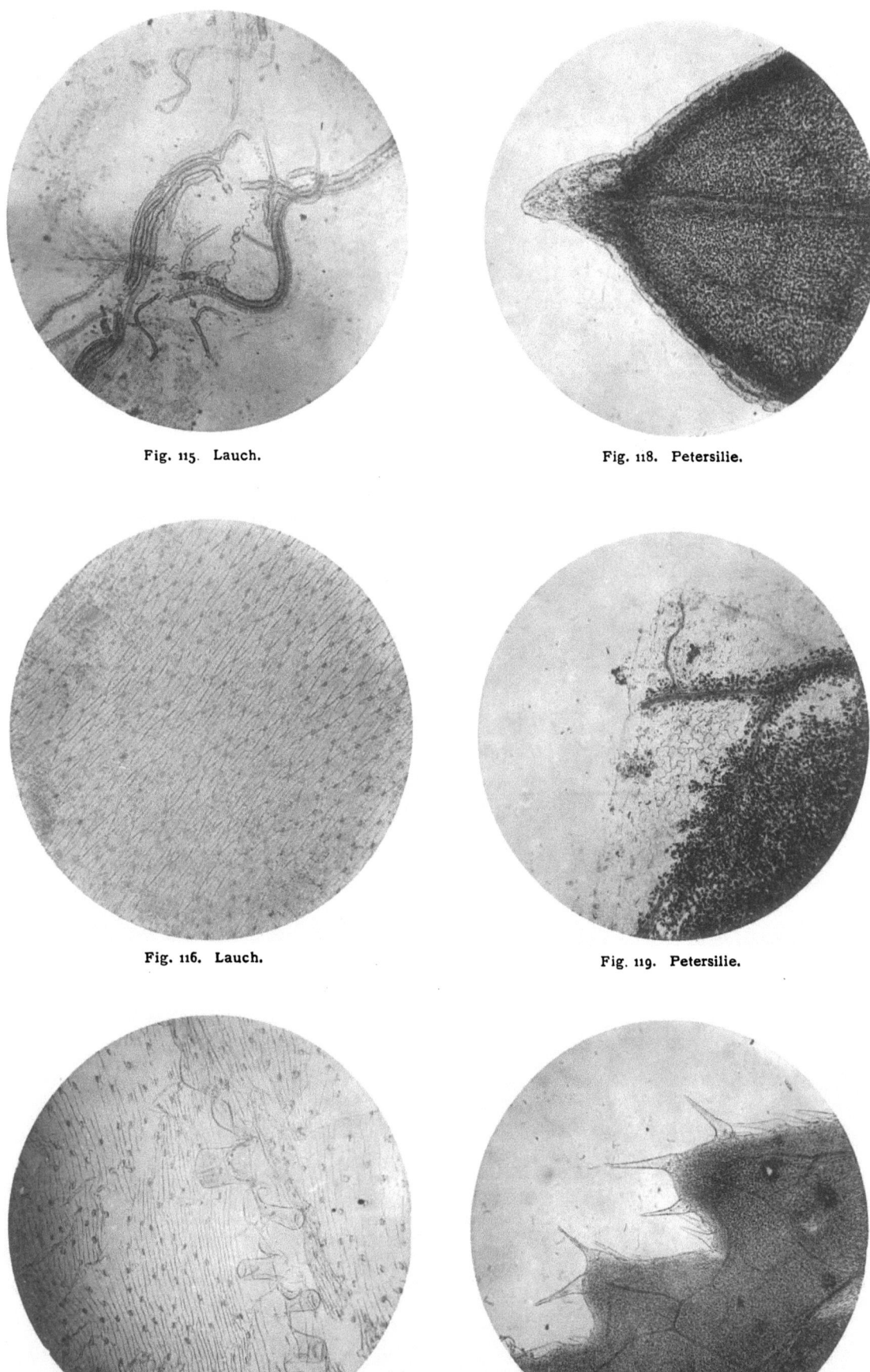

Fig. 115. Lauch.
Fig. 118. Petersilie.
Fig. 116. Lauch.
Fig. 119. Petersilie.
Fig. 117. Lauch.
Fig. 120. Radieschen.

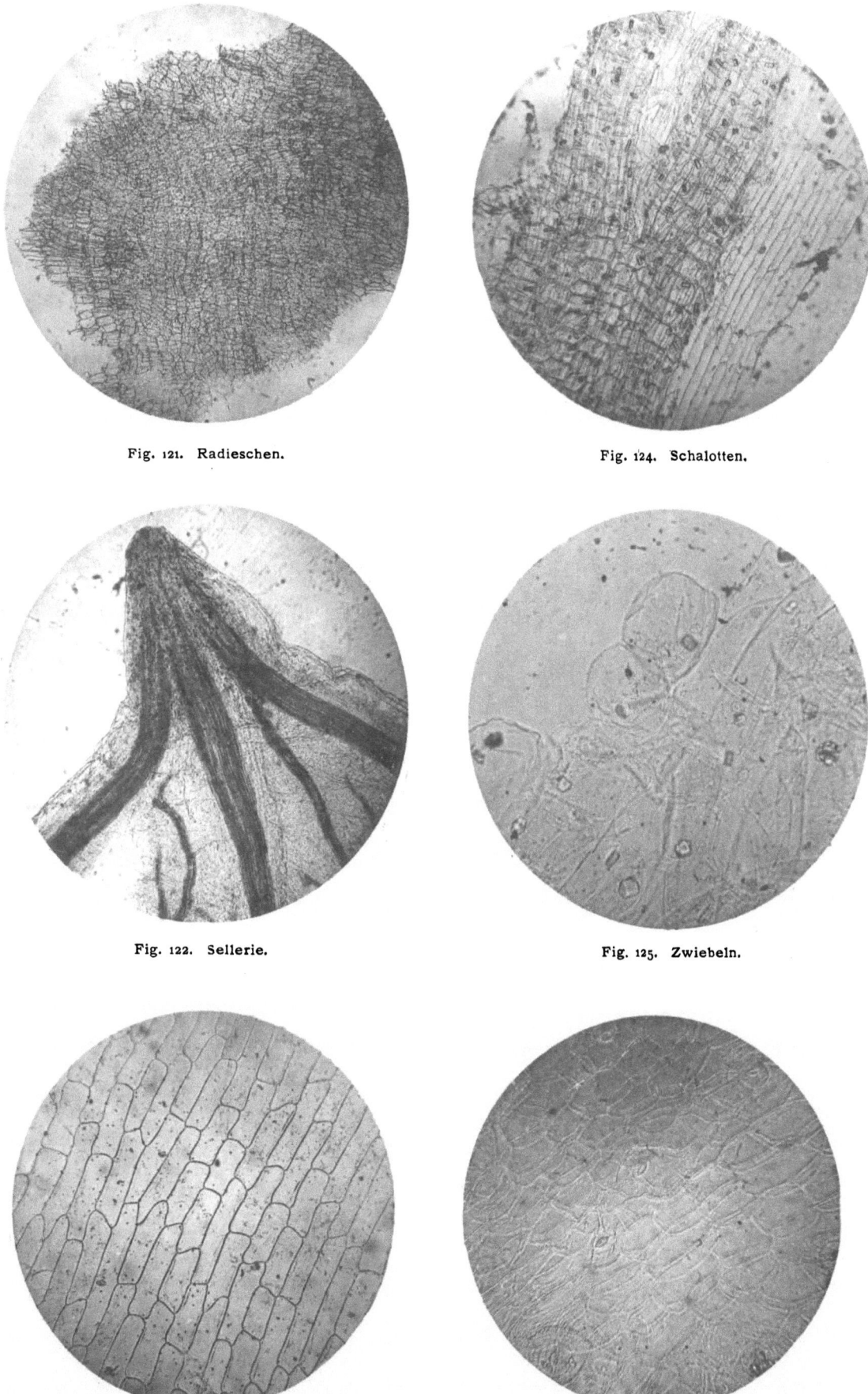

Fig. 121. Radieschen.

Fig. 124. Schalotten.

Fig. 122. Sellerie.

Fig. 125. Zwiebeln.

Fig. 123. Sellerie.

Fig. 126. Zwiebeln.

van Ledden Hulsebosch. Tafel 22.

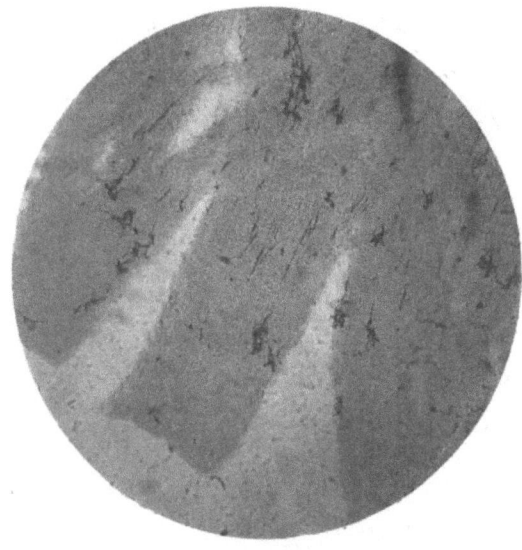

Fig. 127. Champignons.

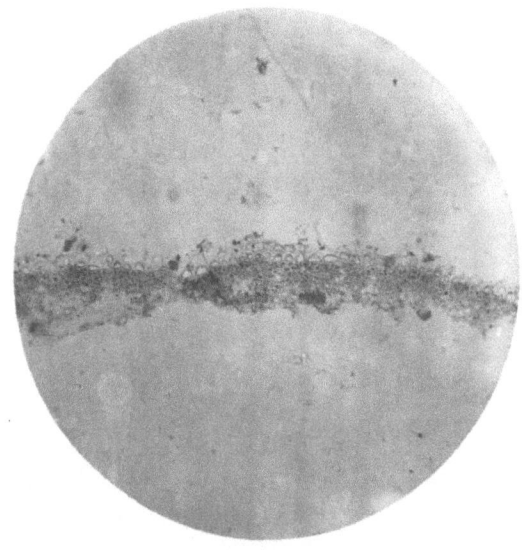

Fig. 130. Aepfel.

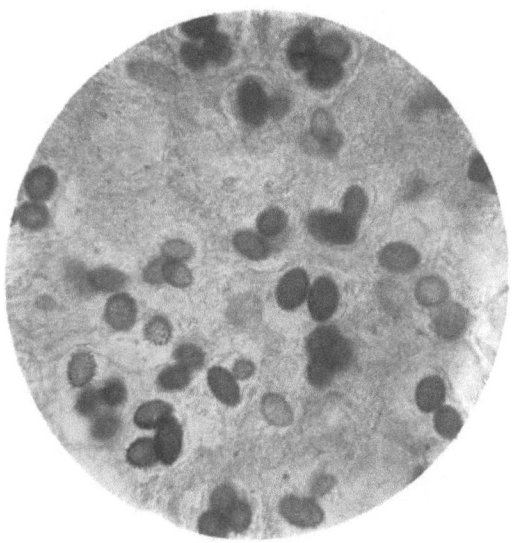

Fig. 128. Trüffeln.

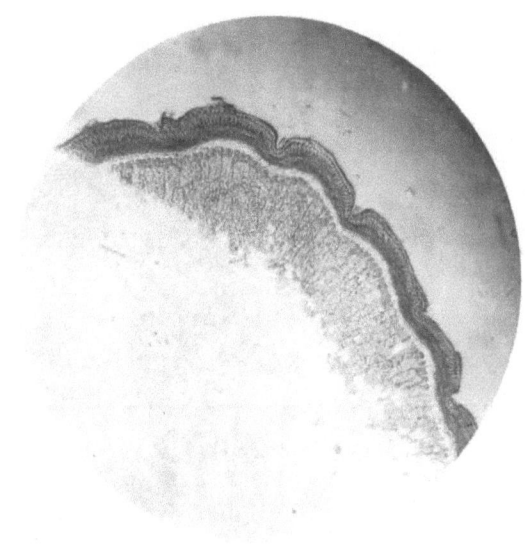

Fig. 131. Ananas.

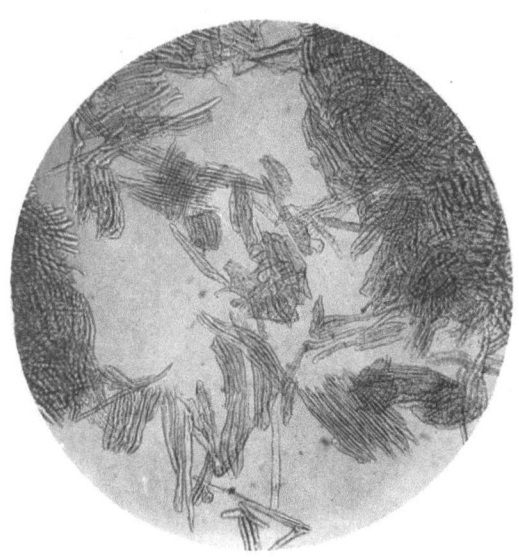

Fig. 129. Aepfel.

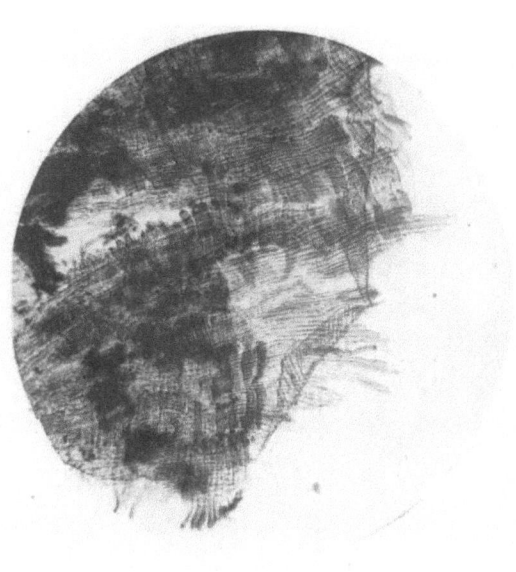

Fig. 132. Ananas.

Verlag von Julius Springer in Berlin N.

van Ledden Hulsebosch. Tafel 23.

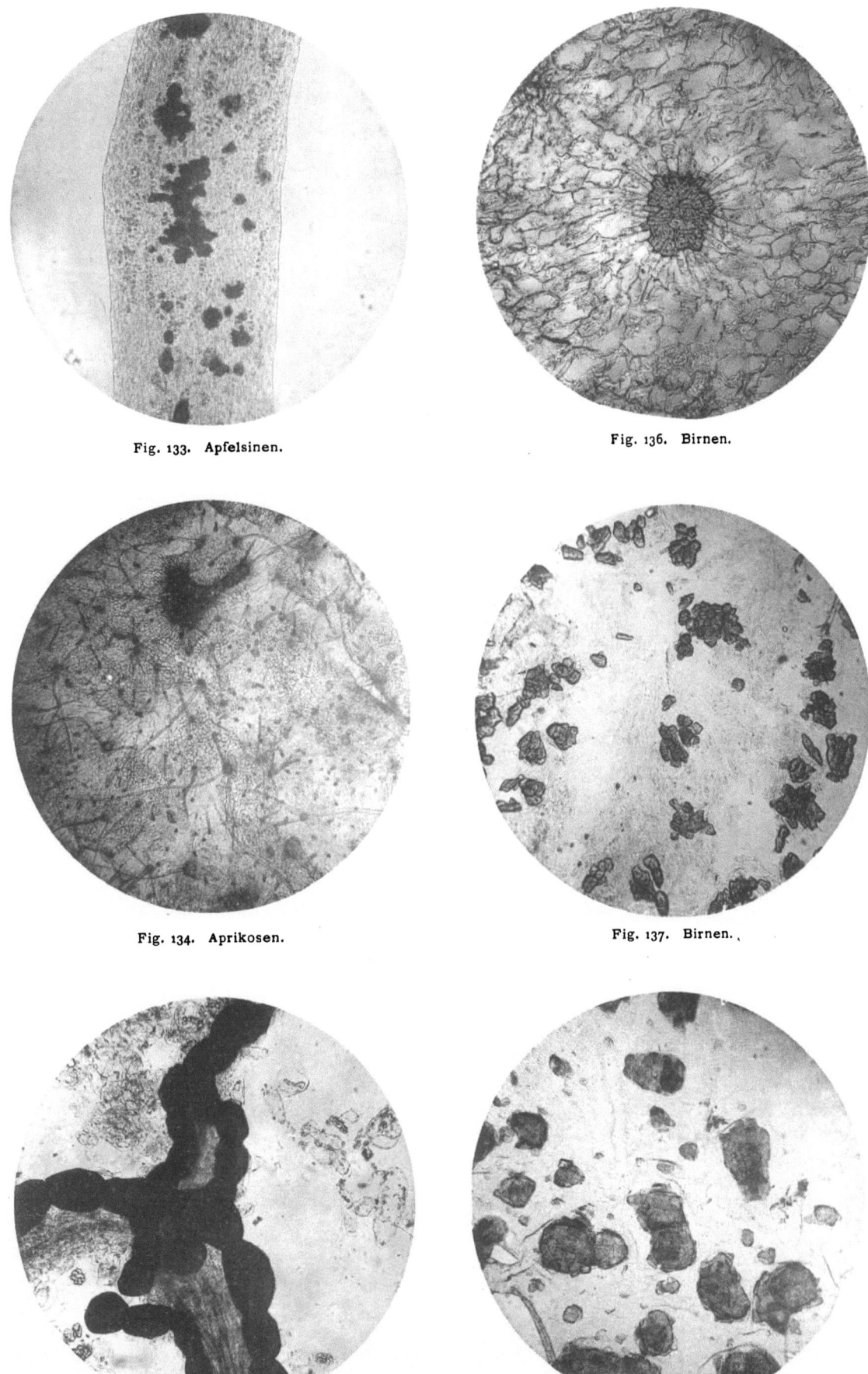

Fig. 133. Apfelsinen.

Fig. 136. Birnen.

Fig. 134. Aprikosen.

Fig. 137. Birnen.

Fig. 135. Bananen.

Fig. 138. Birnen.

Verlag von Julius Springer in Berlin N.

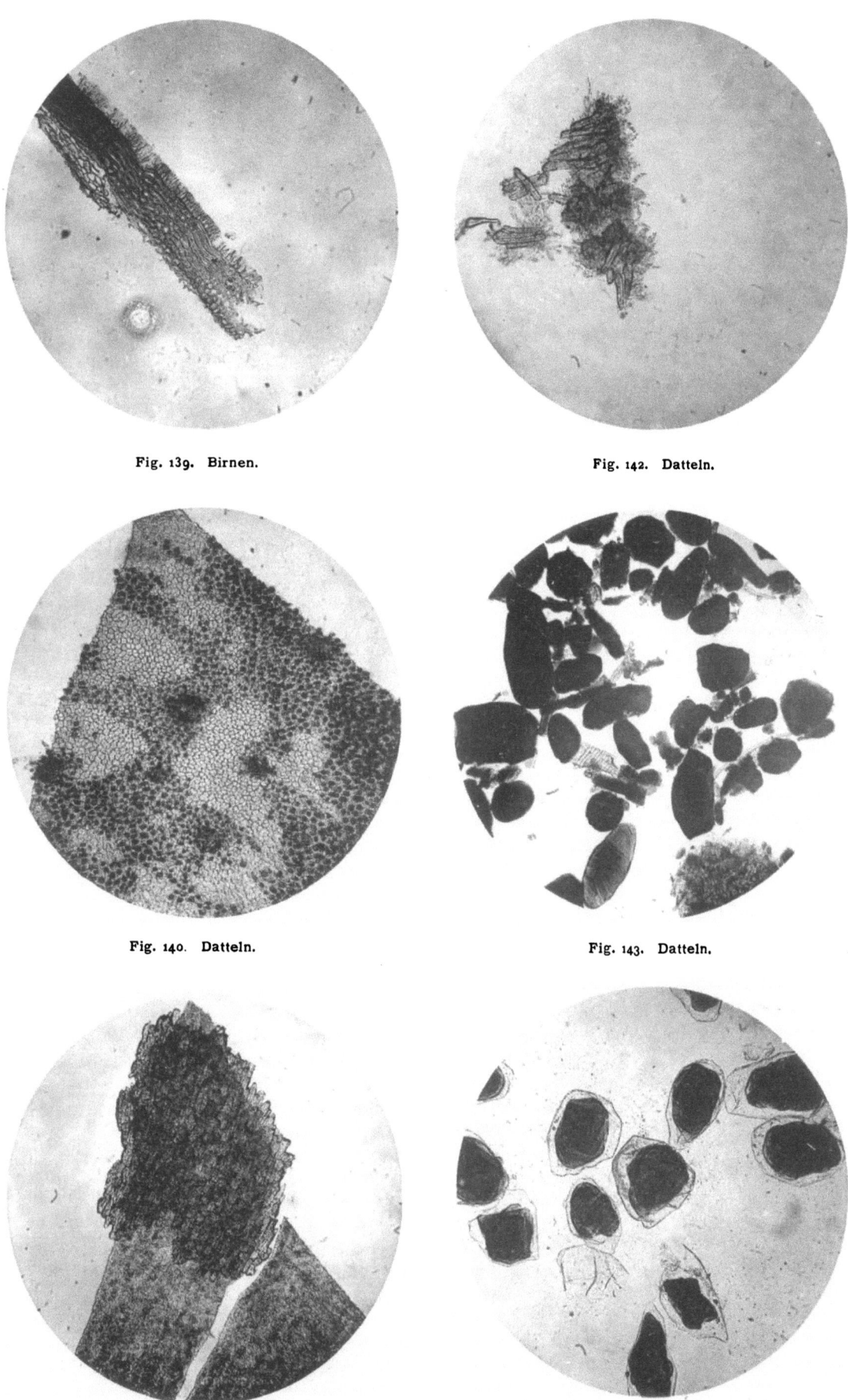

Fig. 139. Birnen.

Fig. 142. Datteln.

Fig. 140. Datteln.

Fig. 143. Datteln.

Fig. 141. Datteln.

Fig. 144. Datteln.

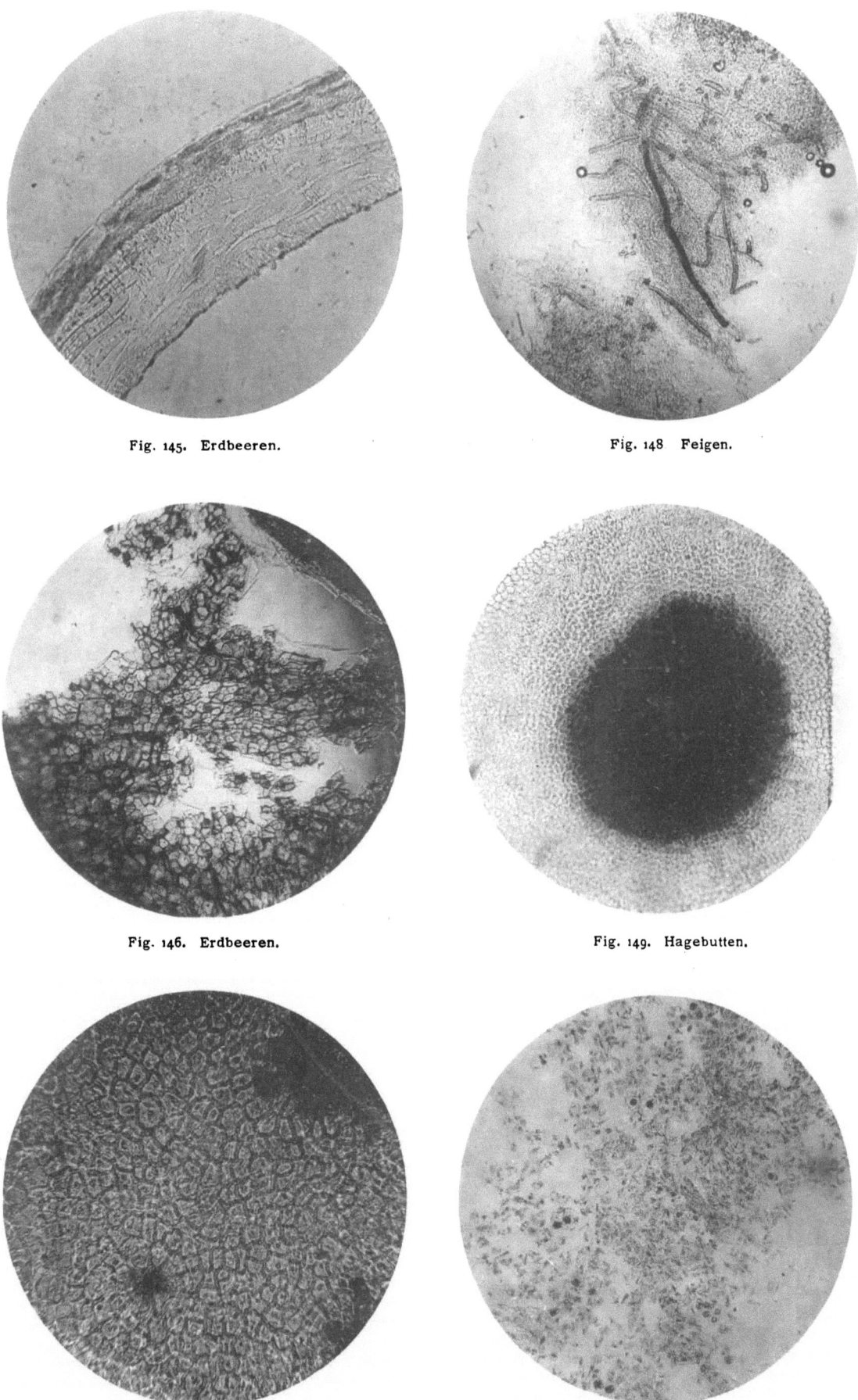

Fig. 145. Erdbeeren.   Fig. 148 Feigen.

Fig. 146. Erdbeeren.   Fig. 149. Hagebutten.

Fig. 147. Feigen.   Fig. 150. Hagebutten

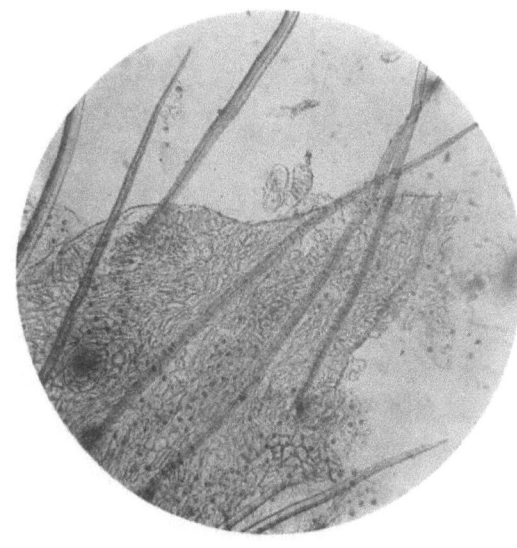
Fig. 151. Hagebutten.

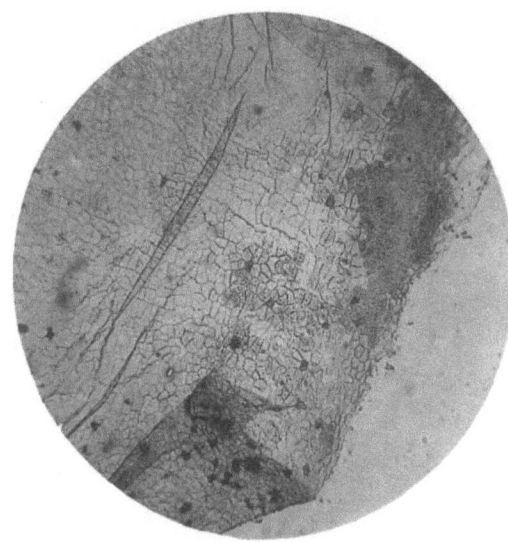
Fig. 154. Heidelbeeren.

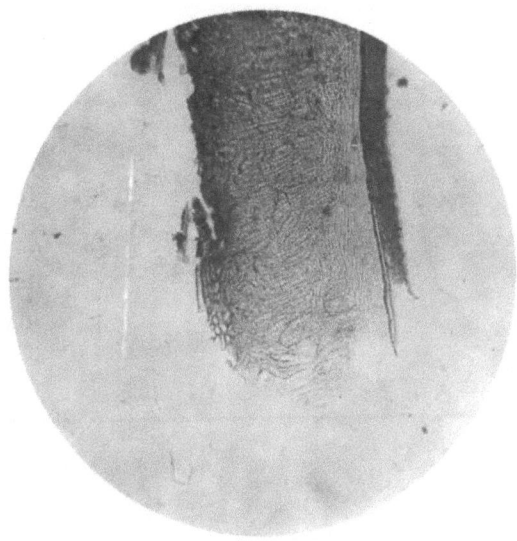
Fig. 152. Hagebutten.

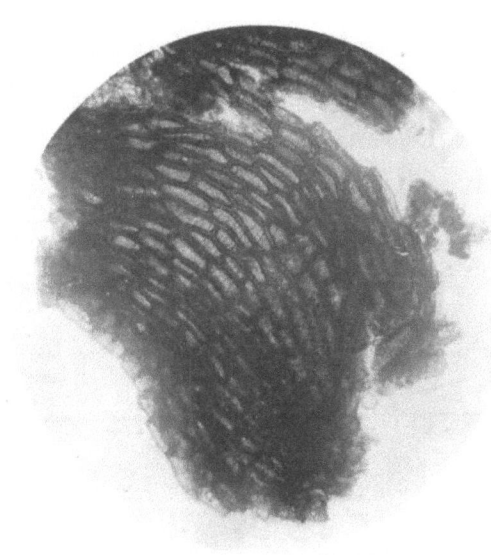
Fig. 155. Heidelbeeren.

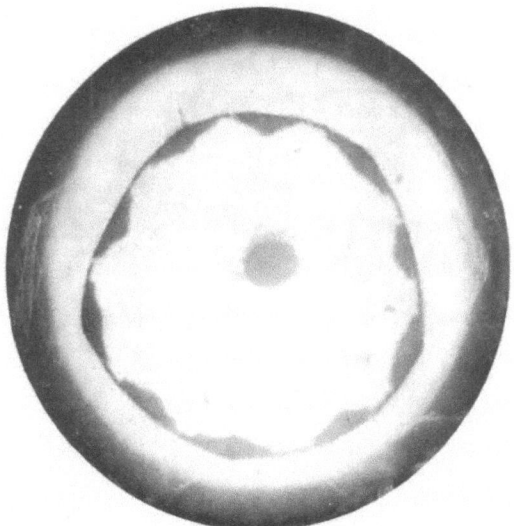
Fig. 153. Heidelbeeren.

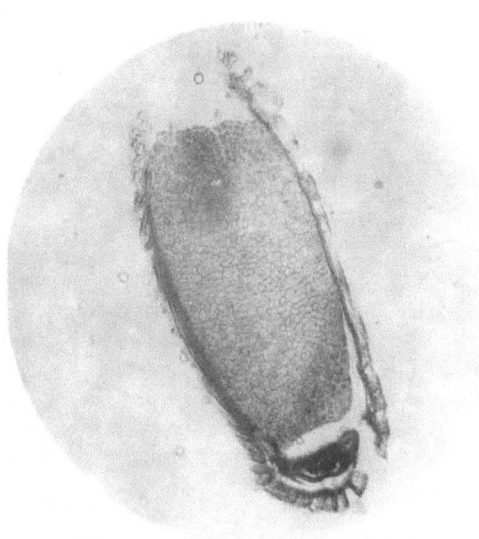
Fig. 156. Heidelbeeren.

van Ledden Hulsebosch. Tafel 27.

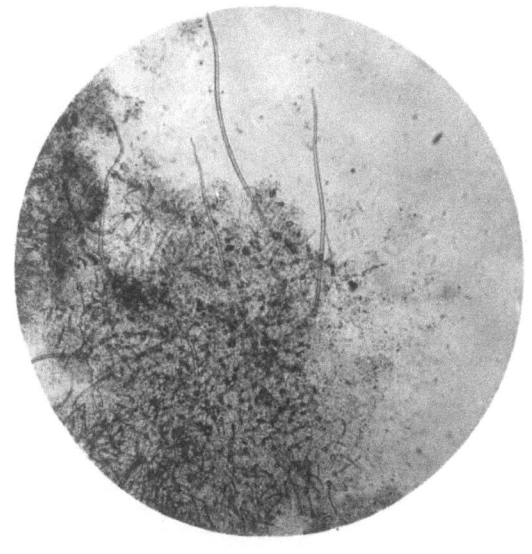

Fig. 157. Himbeeren.

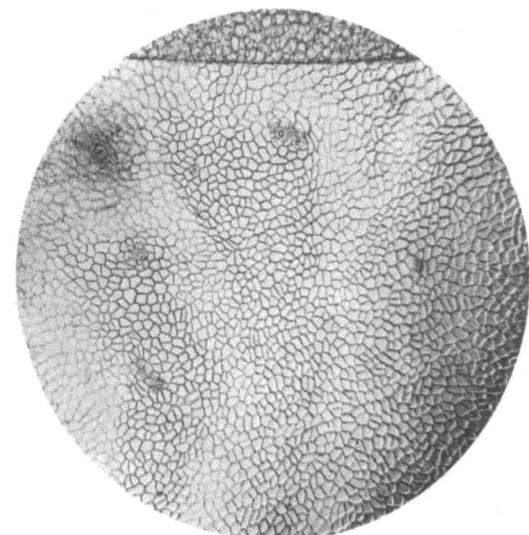

Fig. 160. Johannisbeeren.

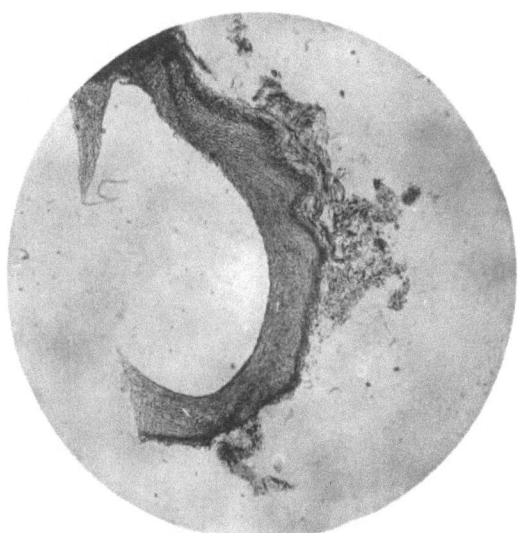

Fig. 158. Himbeeren.

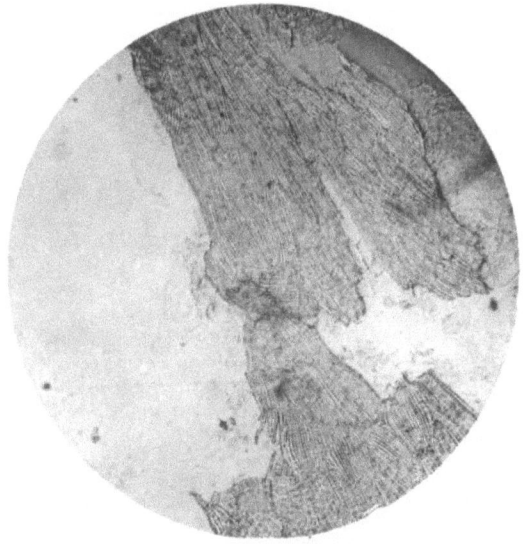

Fig. 161. Johannisbeeren.

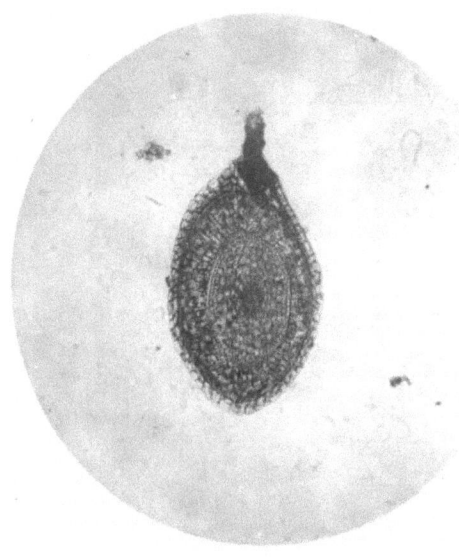

Fig. 159. Himbeeren.

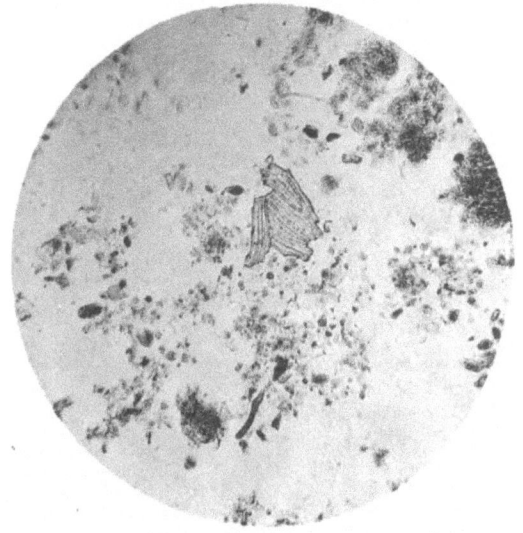

Fig. 162. Johannisbeeren

Verlag von Julius Springer in Berlin N.

van Ledden Hulsebosch. Tafel 28.

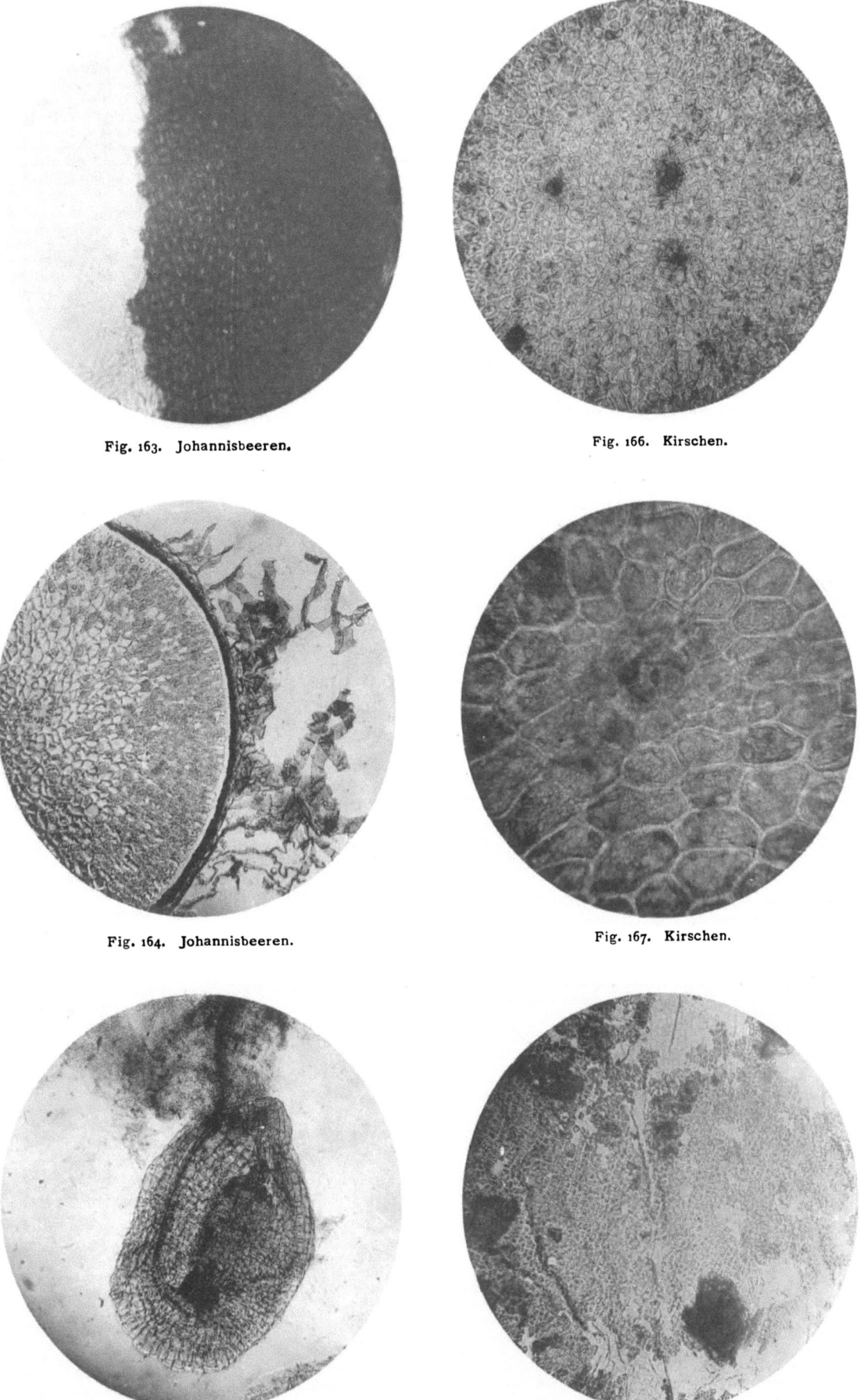

Fig. 163. Johannisbeeren. Fig. 166. Kirschen.

Fig. 164. Johannisbeeren. Fig. 167. Kirschen.

Fig. 165. Johannisbeeren. Fig. 168. Korinthen.

Verlag von Julius Springer in Berlin N.

Tafel 29.

Fig. 169. Liebesäpfel.

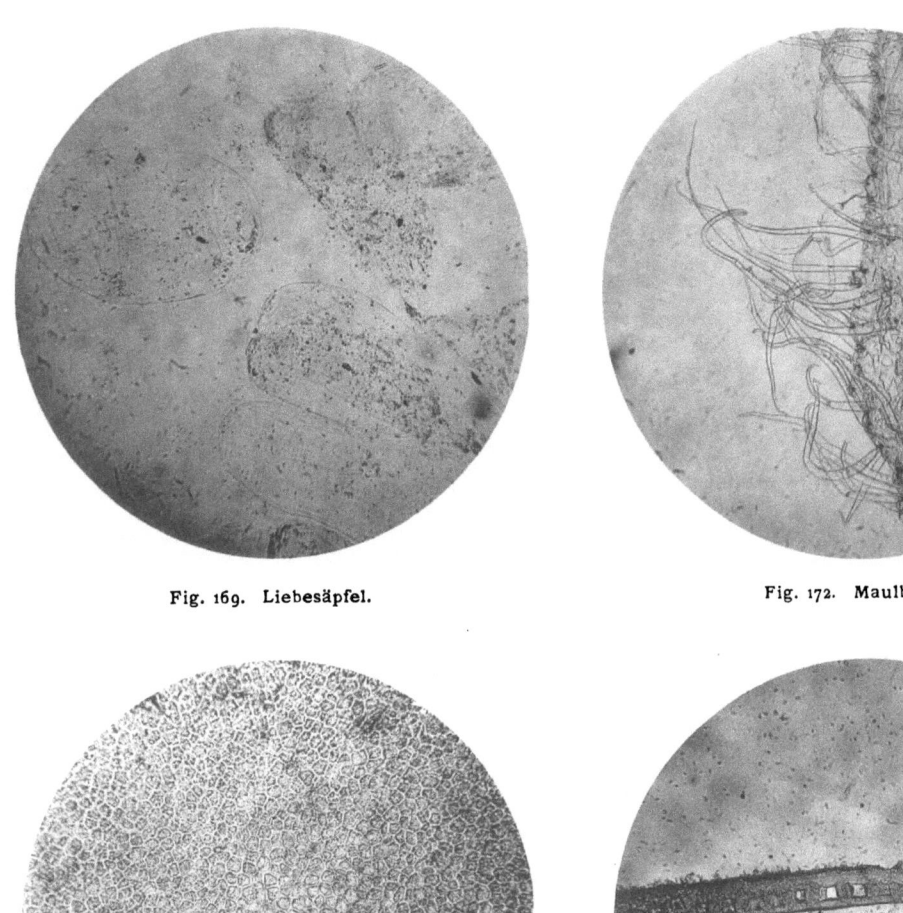

Fig. 172. Maulbeeren.

Fig. 170. Liebesäpfel.

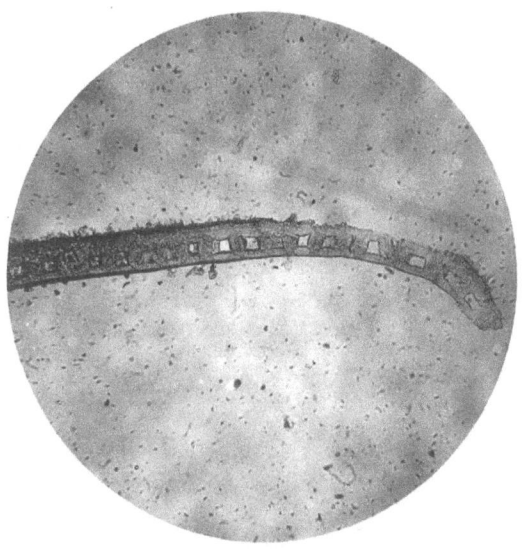

Fig. 173. Maulbeeren.

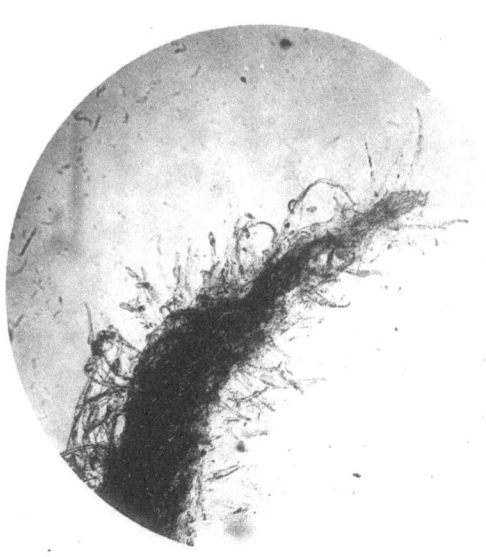

Fig. 171. Maulbeeren.

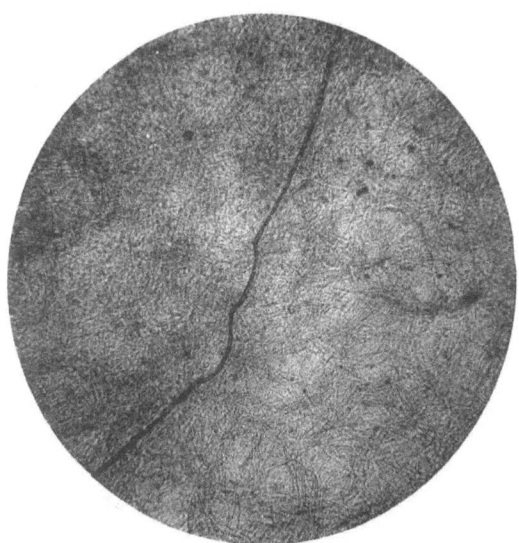

Fig. 174. Melonen.

Verlag von Julius Springer in Berlin N.

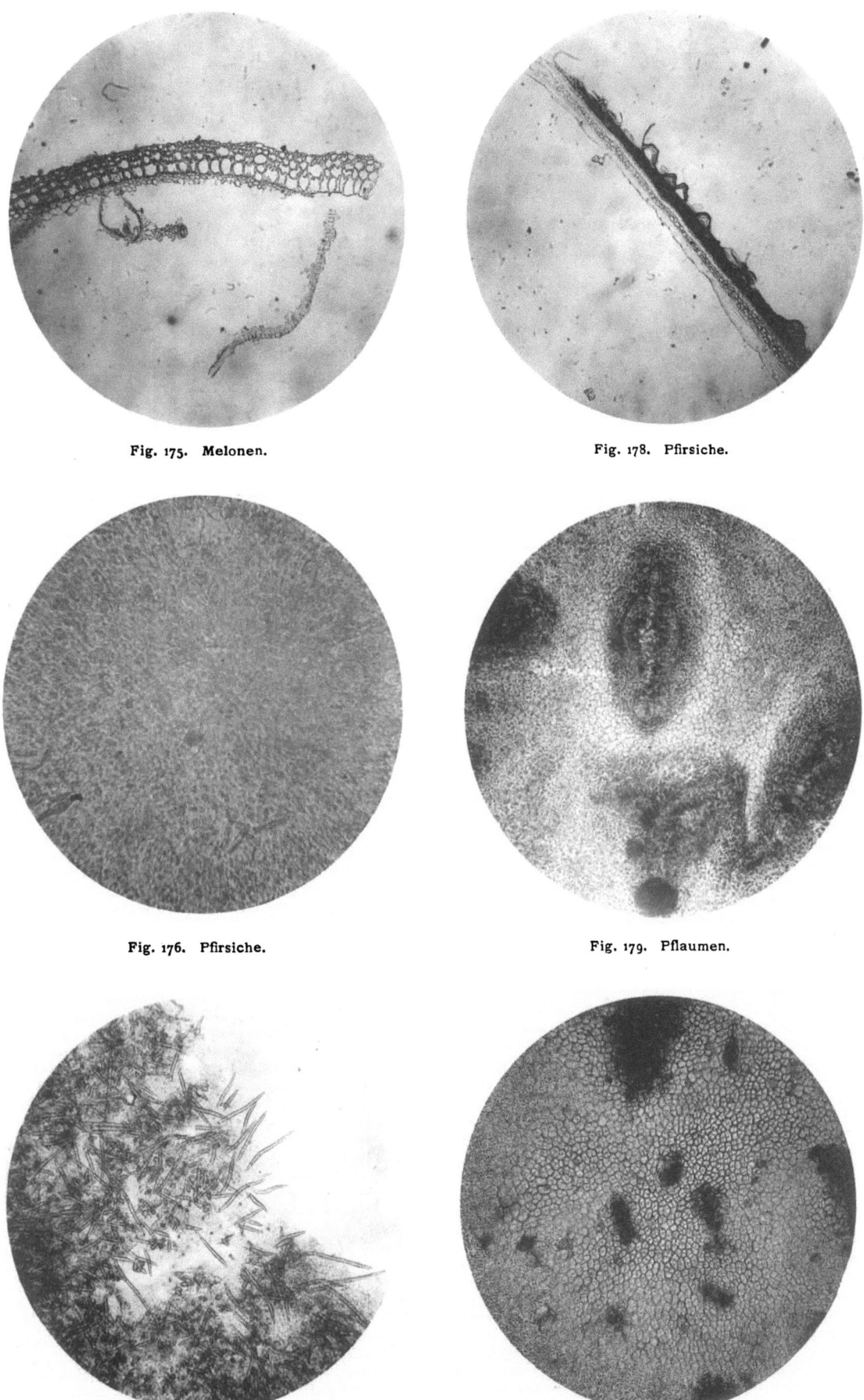

Fig. 175. Melonen.

Fig. 178. Pfirsiche.

Fig. 176. Pfirsiche.

Fig. 179. Pflaumen.

Fig. 177. Pfirsiche.

Fig. 180. Pflaumen.

van Ledden Hulsebosch. *Tafel 31.*

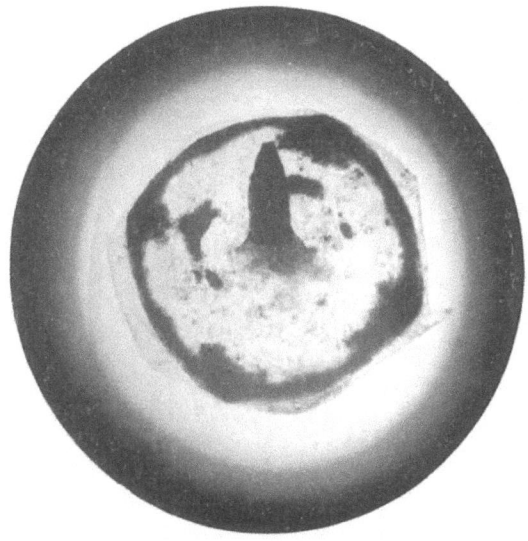

Fig. 181. Preisselbeeren.

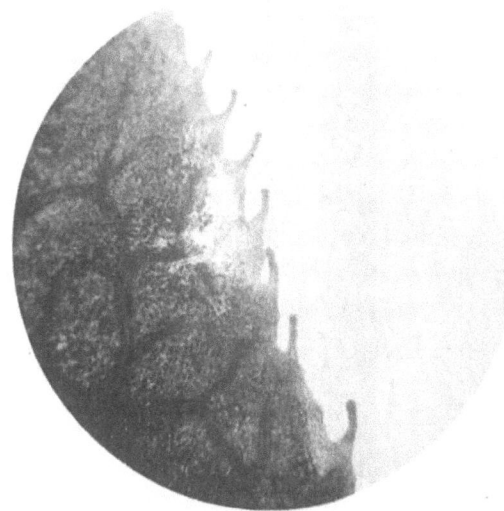

Fig. 184. Preisselbeeren.

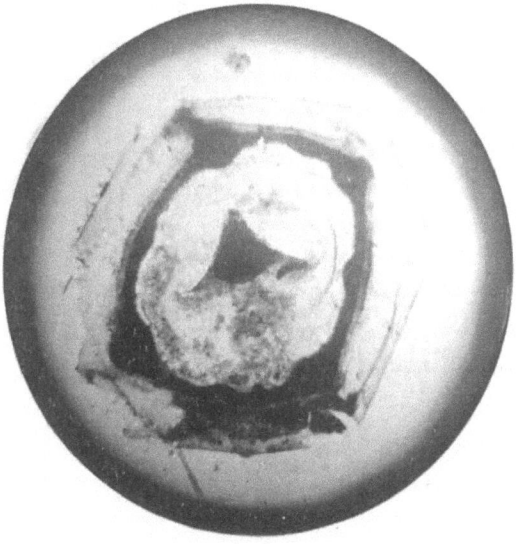

Fig. 182. Preisselbeeren.

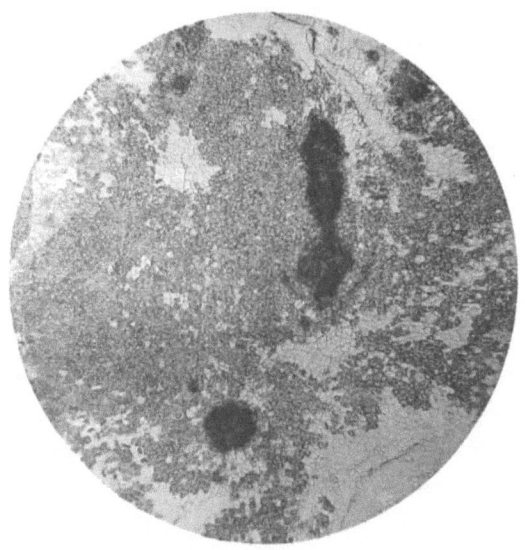

Fig. 185. Rosinen.

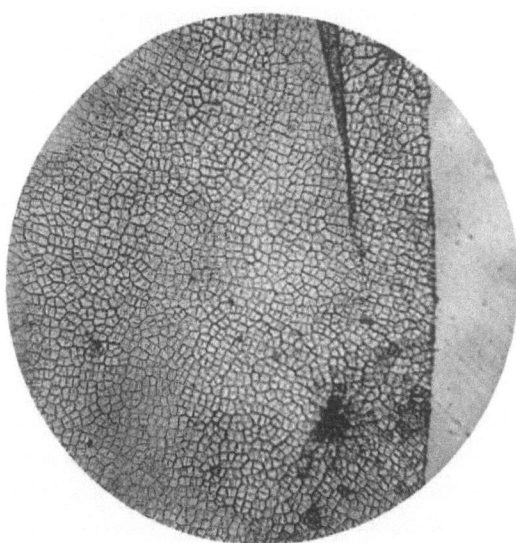

Fig. 183. Preisselbeeren.

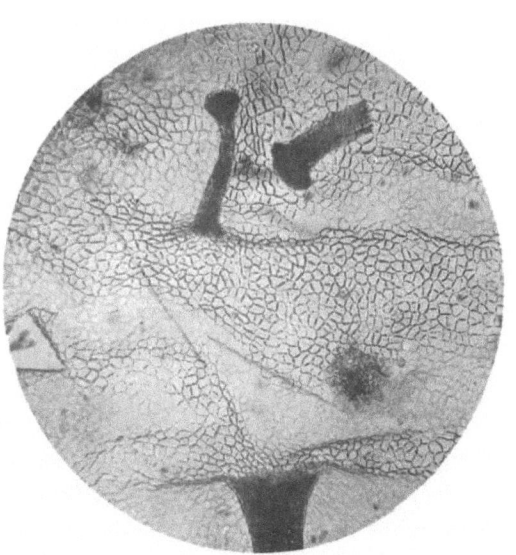

Fig. 186. Stachelbeeren.

Verlag von Julius Springer in Berlin N.

van Ledden Hulsebosch. Tafel 32.

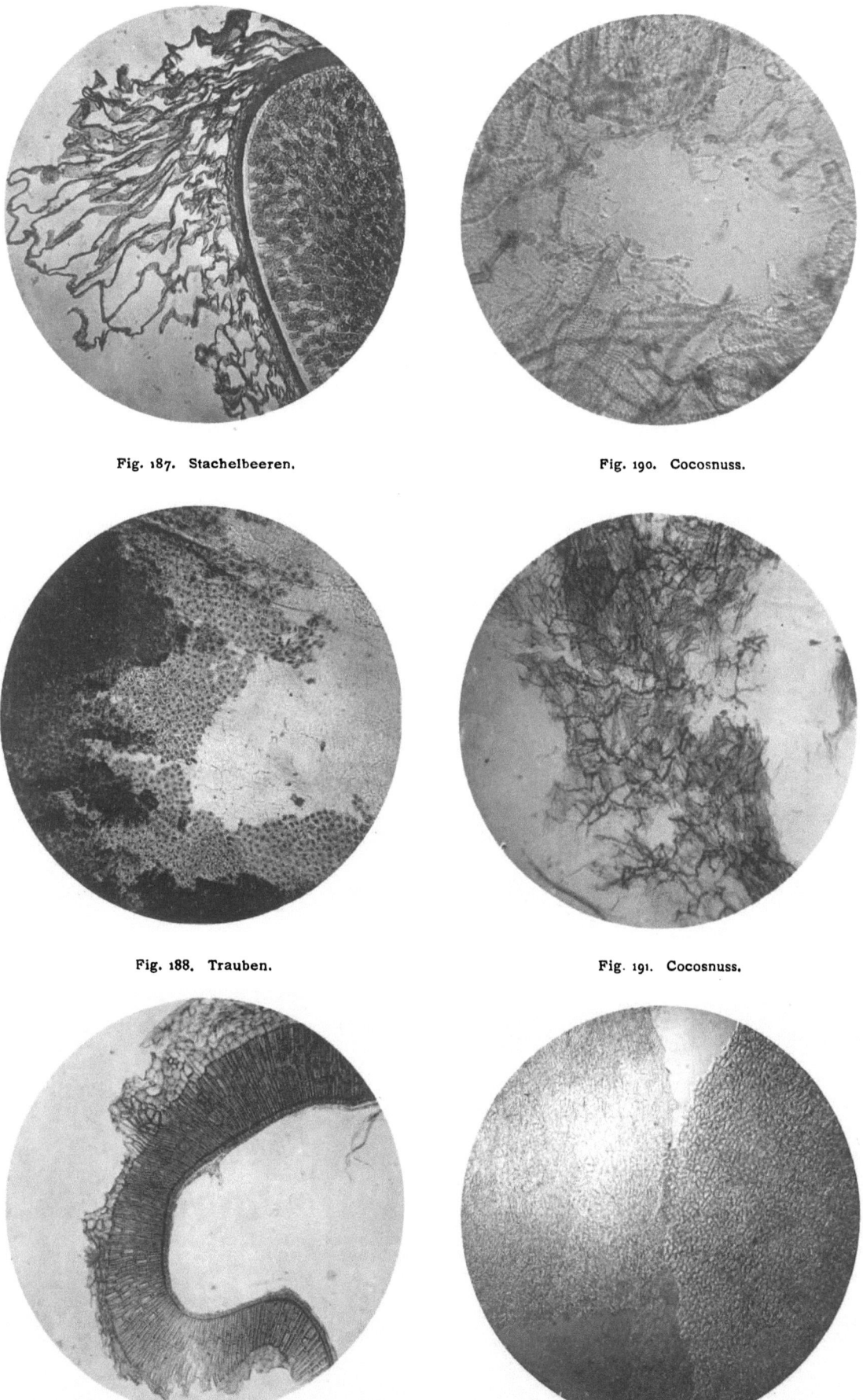

Fig. 187. Stachelbeeren.

Fig. 190. Cocosnuss.

Fig. 188. Trauben.

Fig. 191. Cocosnuss.

Fig. 189. Trauben.

Fig. 192. Erdnüsse.

Verlag von Julius Springer in Berlin N.

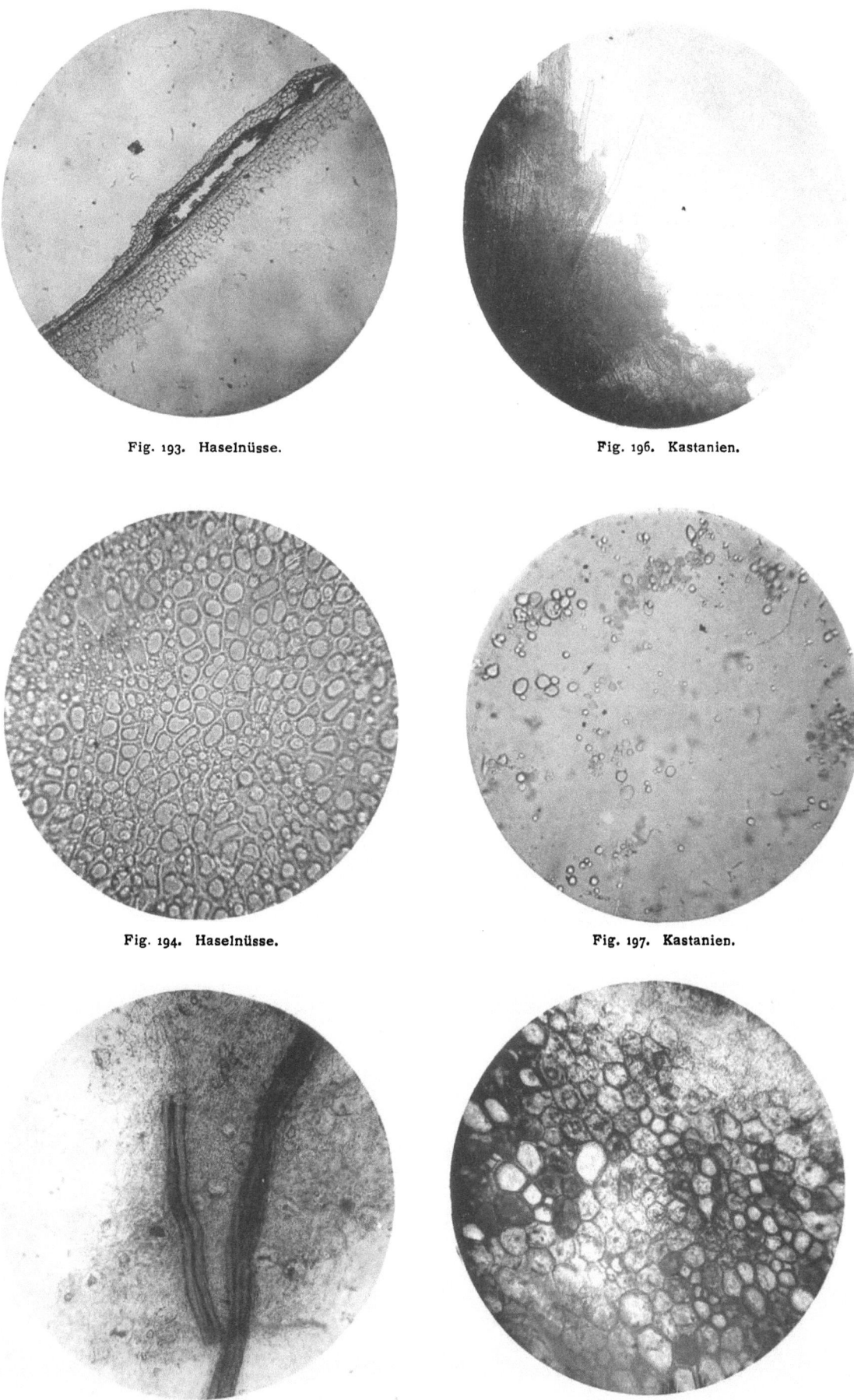

Fig. 193. Haselnüsse.　　　　　　　　　Fig. 196. Kastanien.

Fig. 194. Haselnüsse.　　　　　　　　　Fig. 197. Kastanien.

Fig. 195. Ingwer.　　　　　　　　　　　Fig. 198. Mandeln.

Tafel 34.

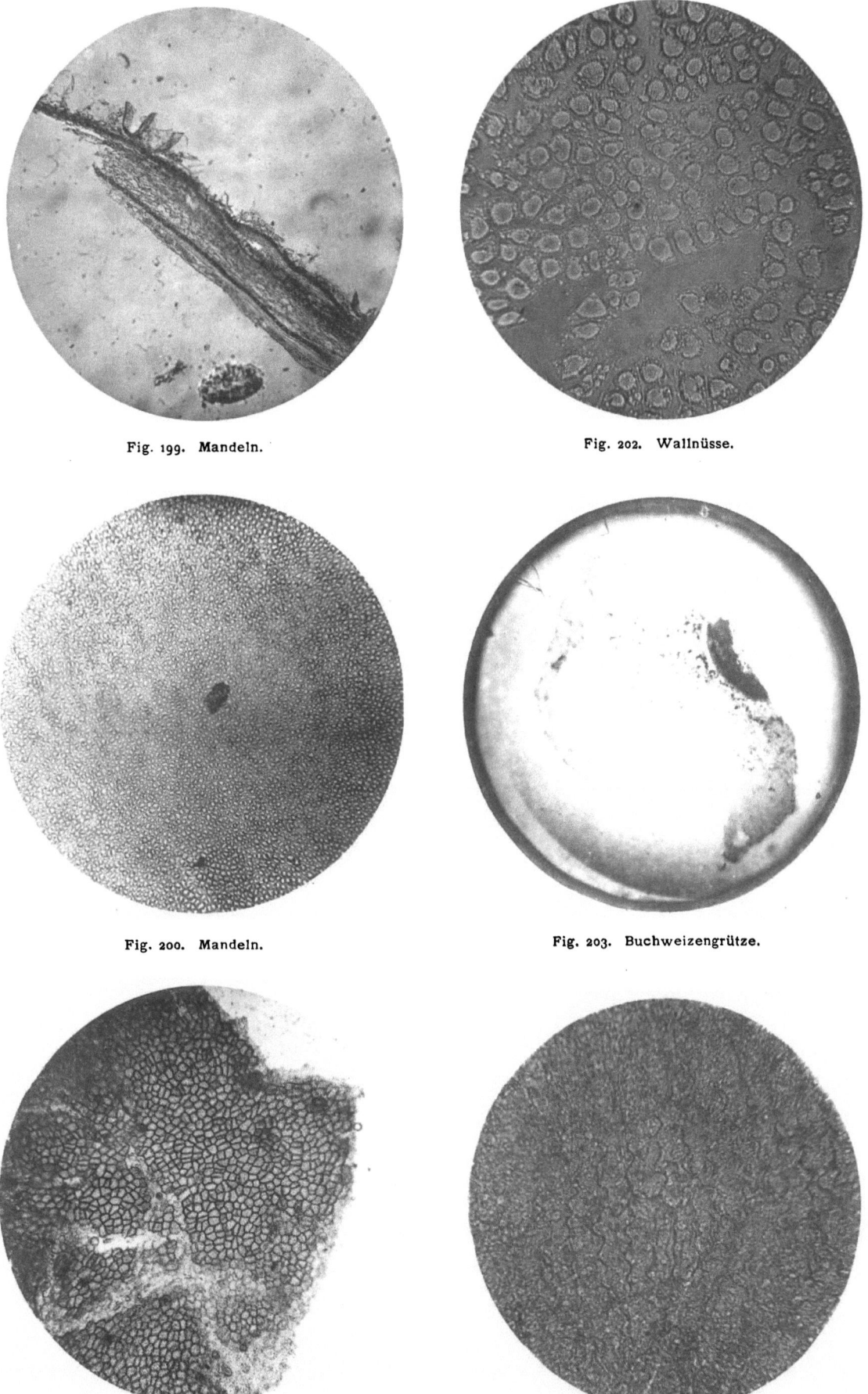

Fig. 199. Mandeln. Fig. 202. Wallnüsse.

Fig. 200. Mandeln. Fig. 203. Buchweizengrütze.

Fig. 201. Wallnüsse. Fig. 204. Buchweizengrütze

van Ledden Hulsebosch. Tafel 35.

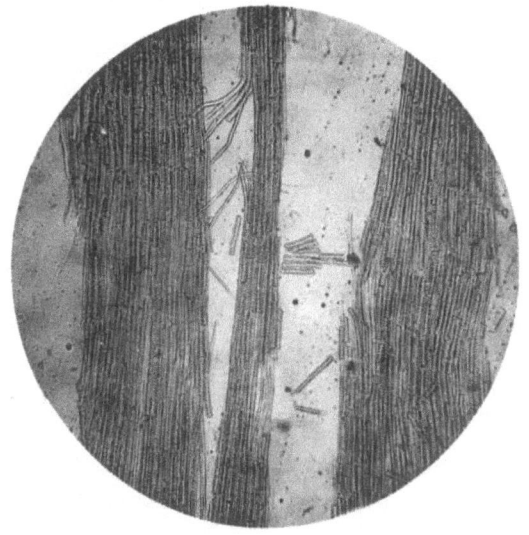

Fig. 205. Grütze.

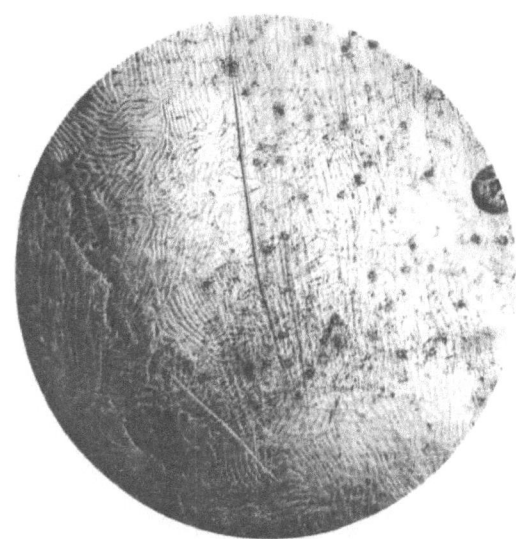

Fig. 208. Hafermalz.

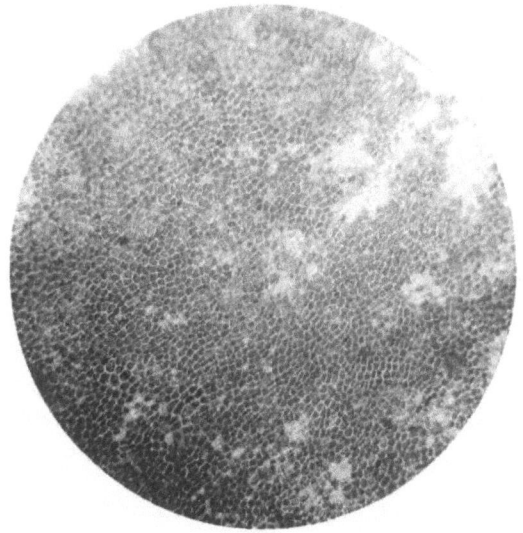

Fig. 206. Grütze.

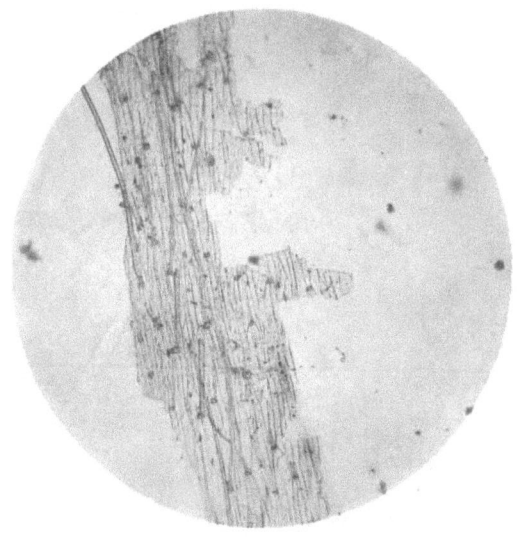

Fig. 209. Hafermalz.

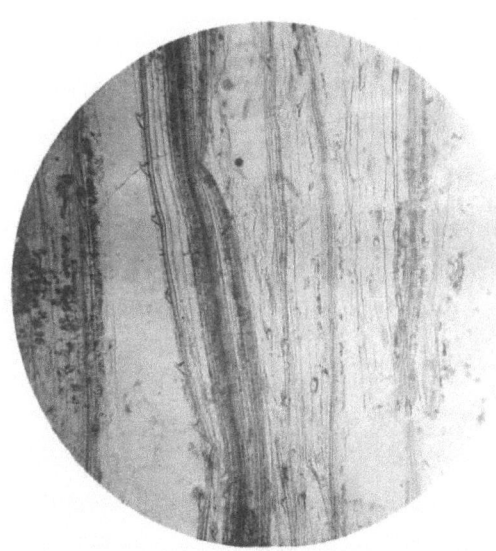

Fig. 207. Grütze.

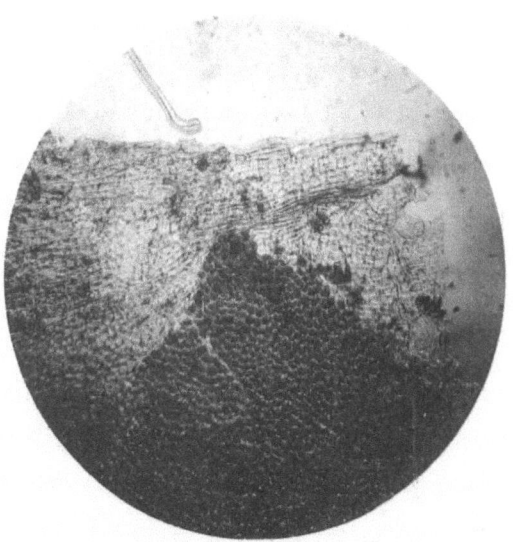

Fig. 210. Hafermalz

Verlag von Julius Springer in Berlin N.

van Ledden Hulsebosch. *Tafel 36.*

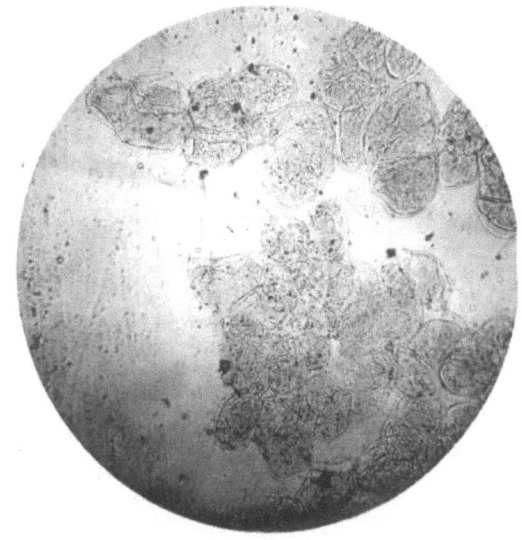

Fig. 211. Reis.

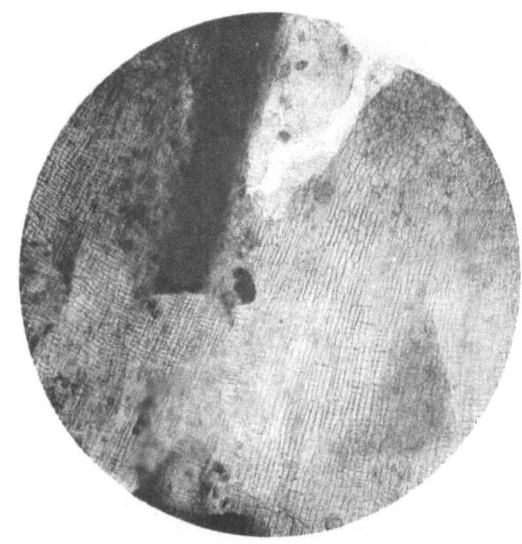

Fig. 214. Roggenbrot.

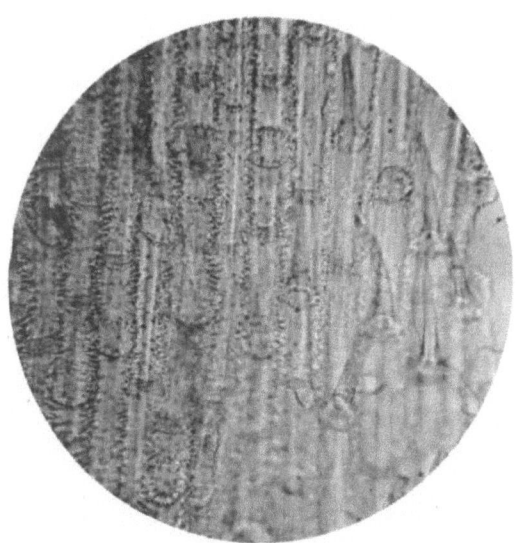

Fig. 212. Reis.

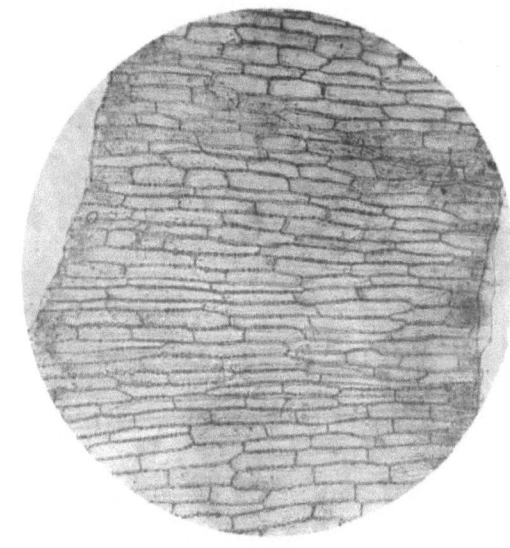

Fig. 215. Roggenbrot.

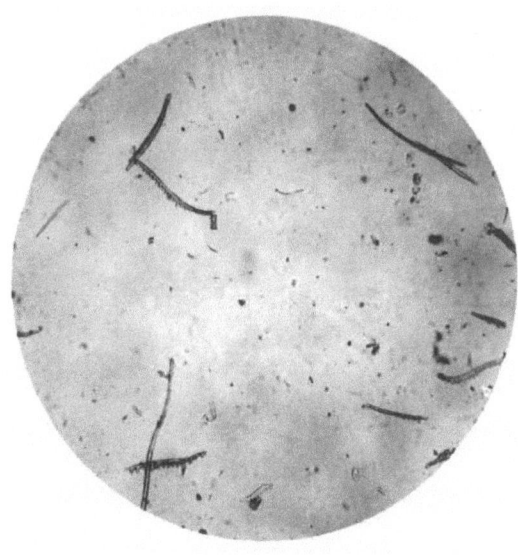

Fig. 213. Reis.

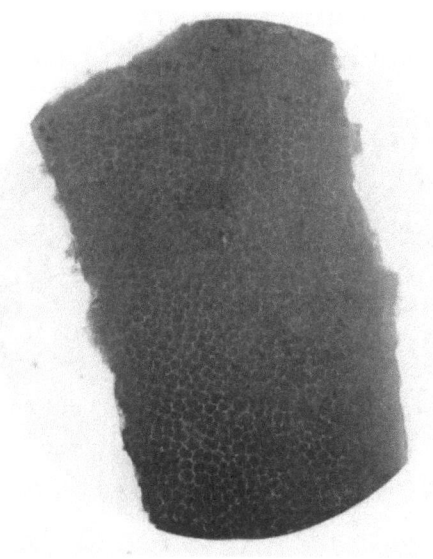

Fig. 216. Roggenbrot.

Verlag von Julius Springer in Berlin N.

van Ledden Hulsebosch. Tafel 37.

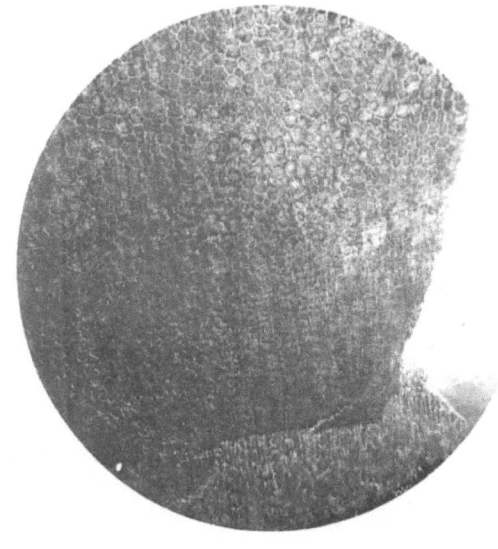

Fig. 217. Roggenbrot.

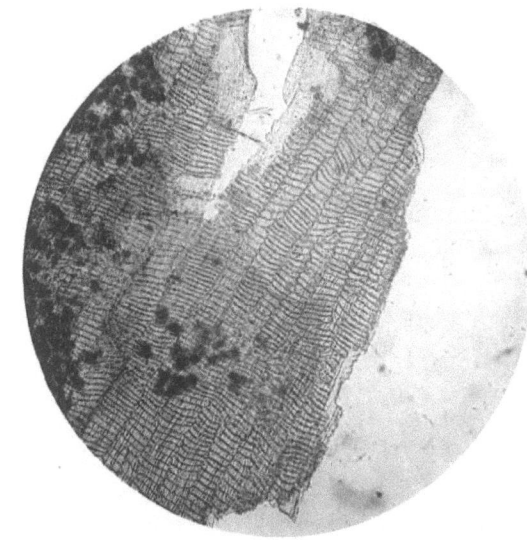

Fig. 220. Weizenbrot.

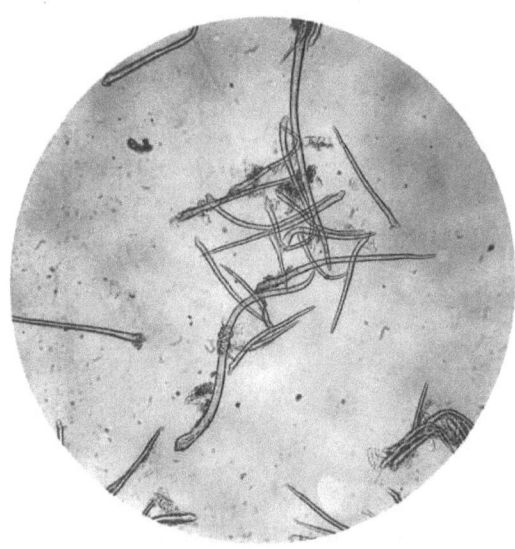

Fig. 218. Weizenbrot.

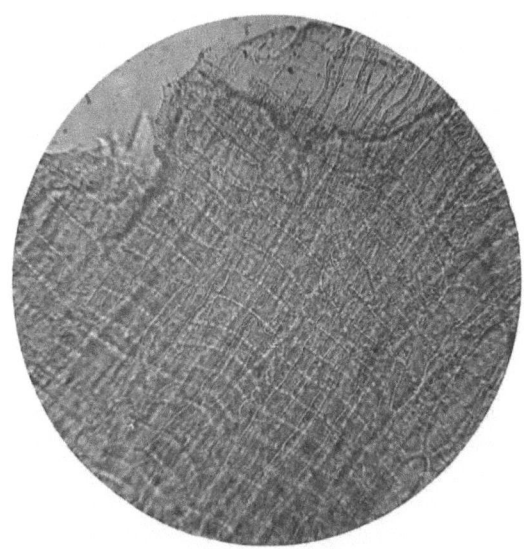

Fig. 221. Weizenbrot.

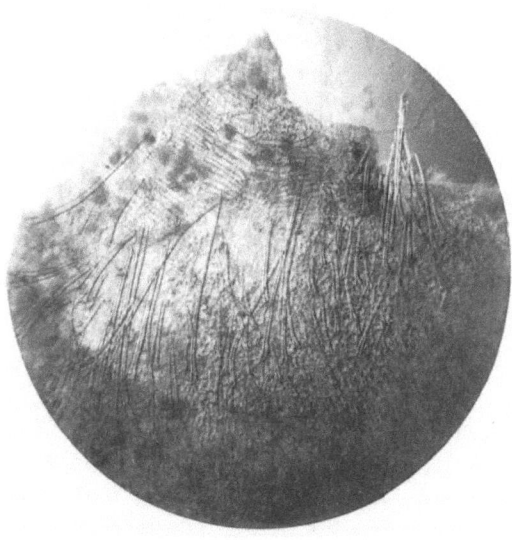

Fig. 219. Weizenbrot.

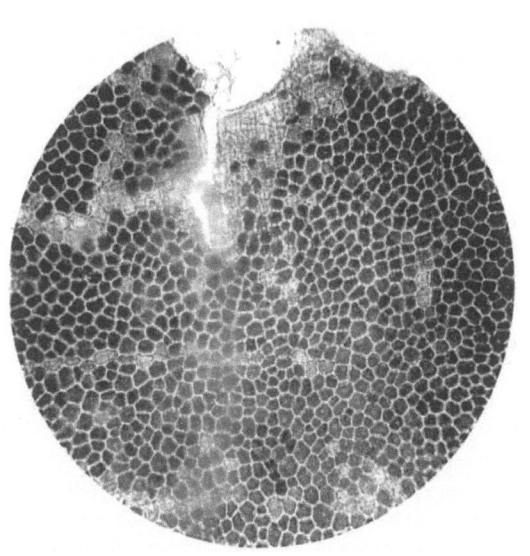

Fig. 222. Weizenbrot.

Verlag von Julius Springer in Berlin N.

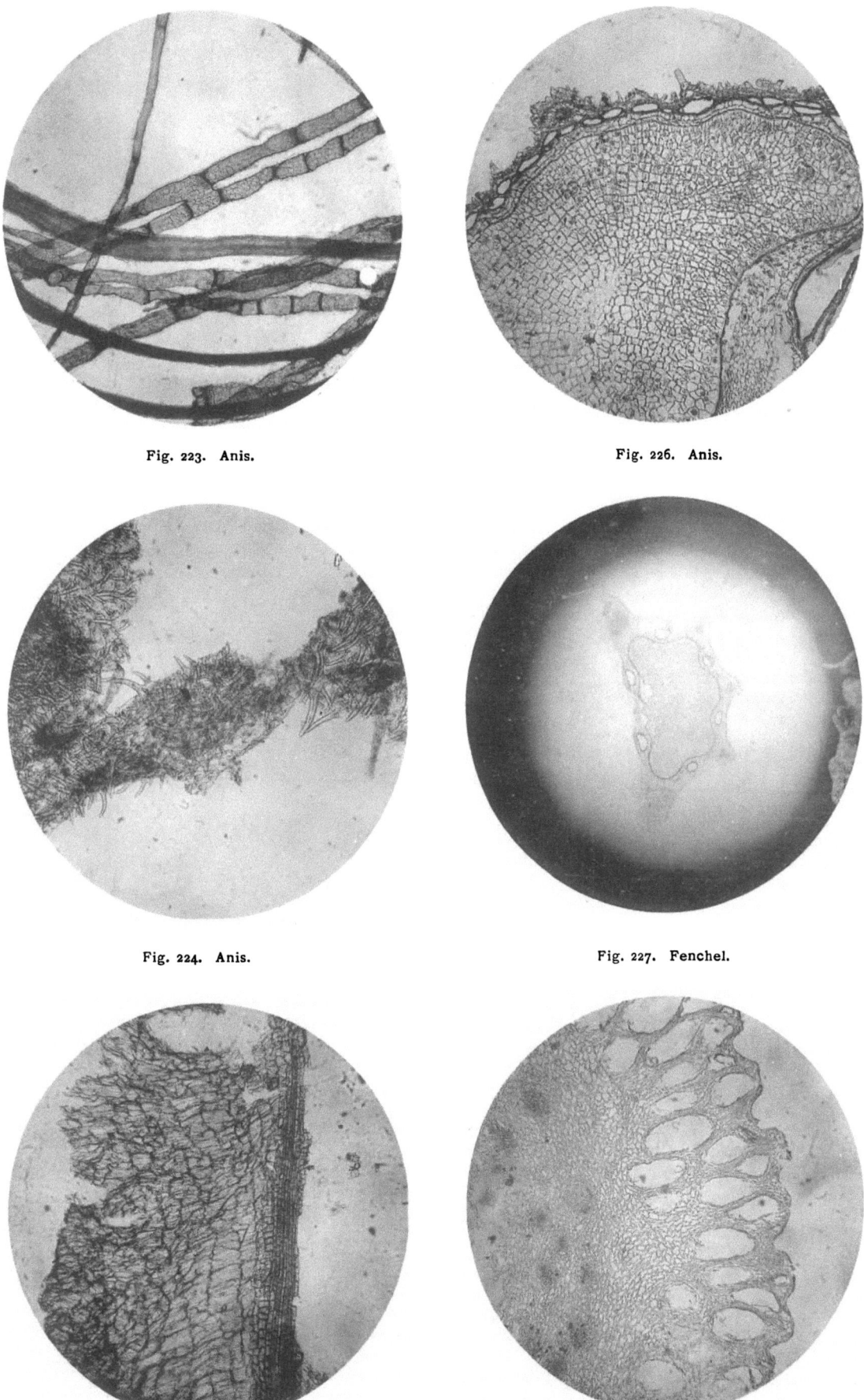

Fig. 223. Anis.

Fig. 226. Anis.

Fig. 224. Anis.

Fig. 227. Fenchel.

Fig. 225. Anis.

Fig. 228. Gewürznelken.

van Ledden Hulsebosch. Tafel 39.

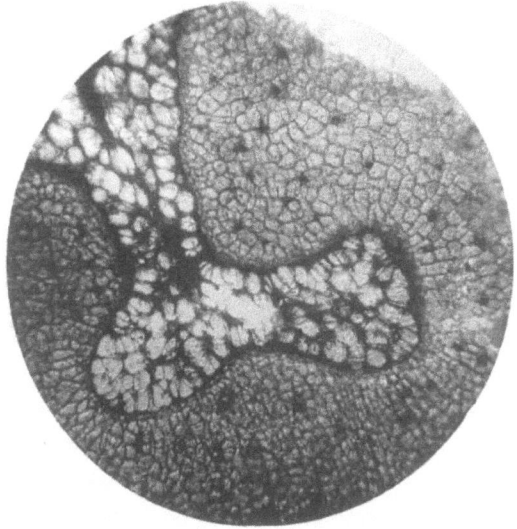

Fig. 229. Muskatnuss.

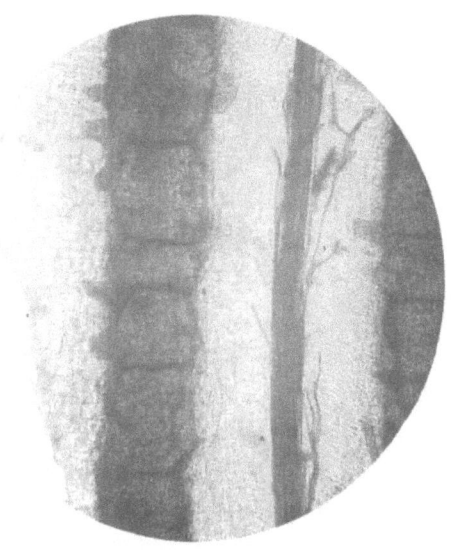

Fig. 232. Mutterkümmel.

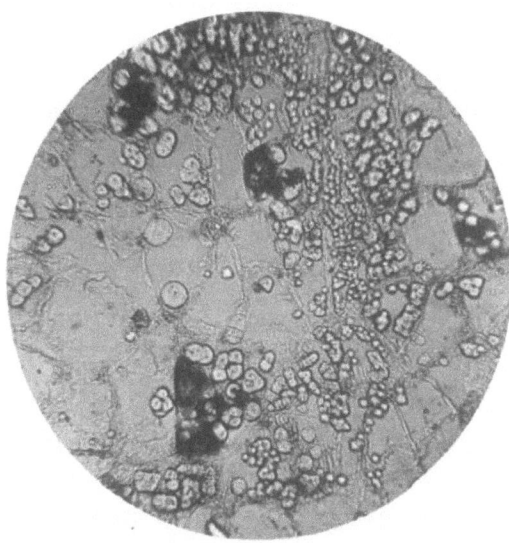

Fig. 230. Muskatnuss.

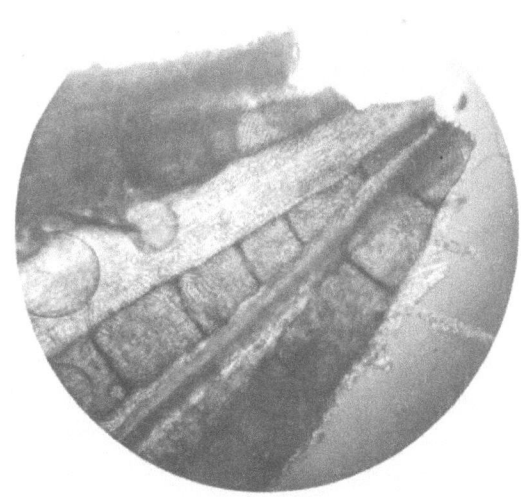

Fig. 233. Mutterkümmel.

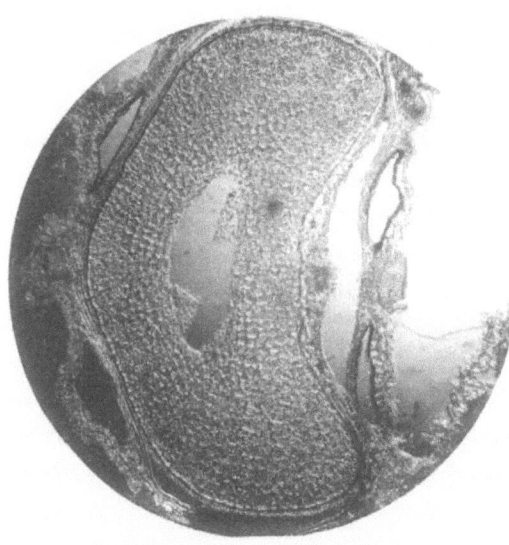

Fig. 231. Mutterkümmel.

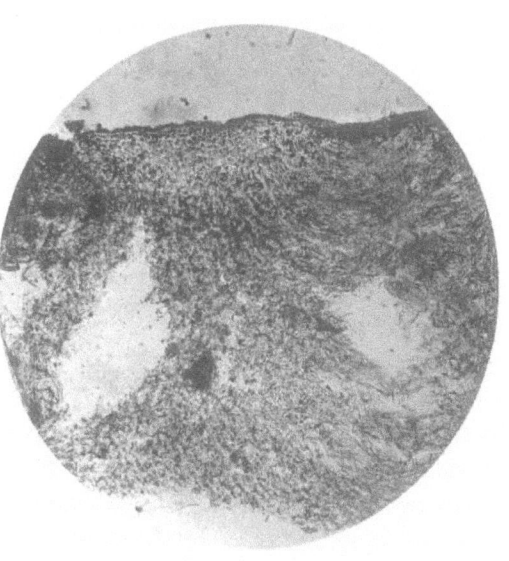

Fig. 234. Orangenschalen.

Verlag von Julius Springer in Berlin N.

Tafel 40.

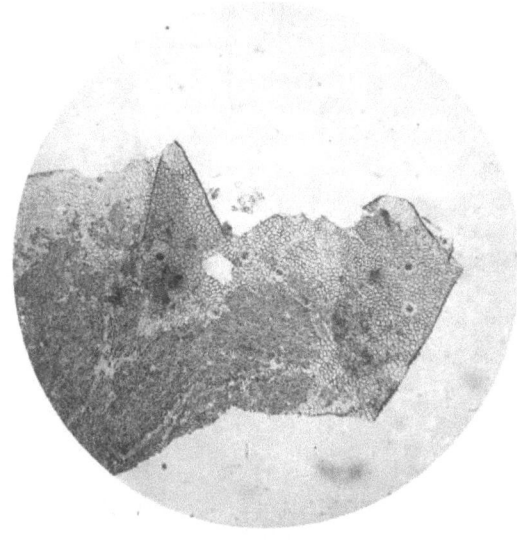

Fig. 235. Orangenschalen.

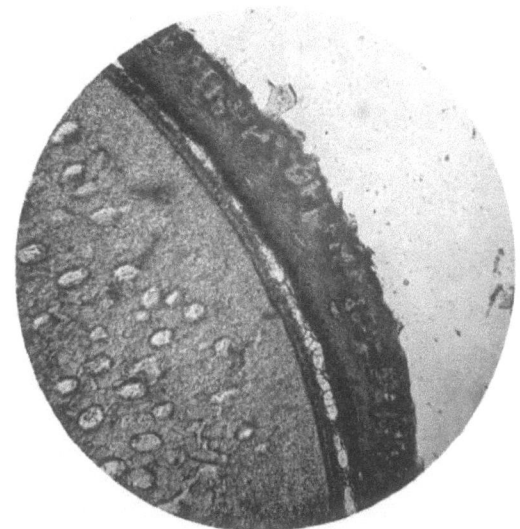

Fig. 238. Pfeffer.

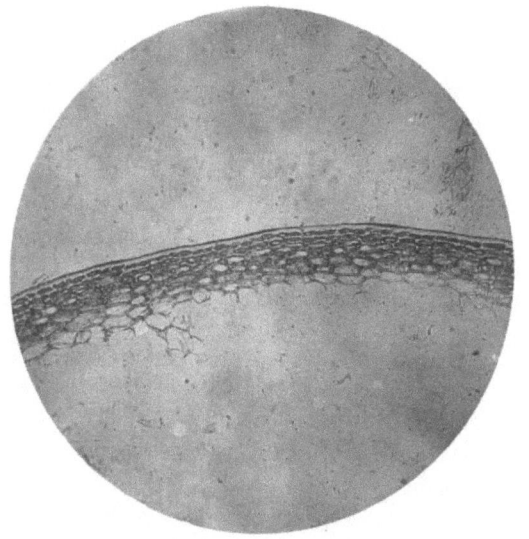

Fig. 236. Paprika.

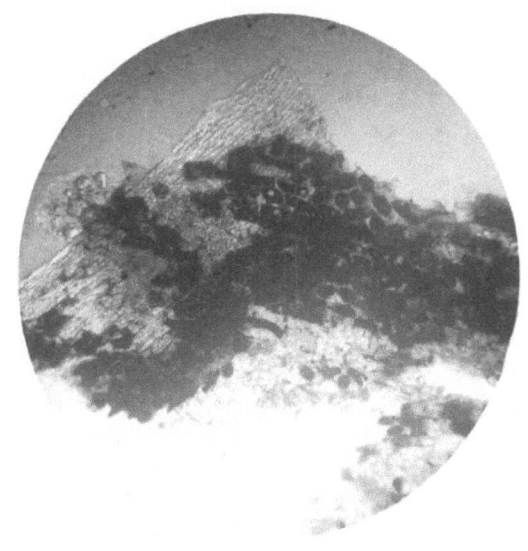

Fig. 239. Pfeffer.

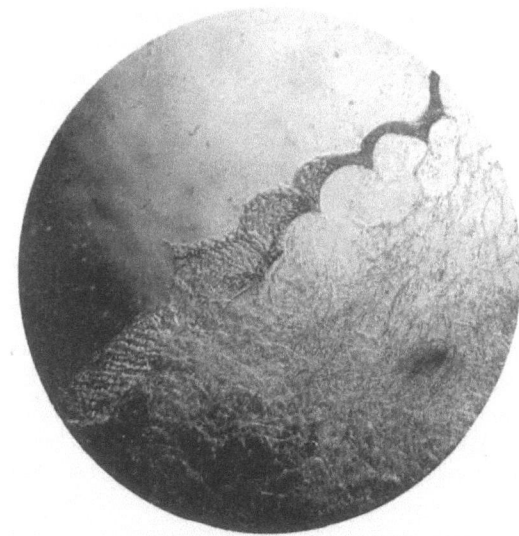

Fig. 237. Paprika.

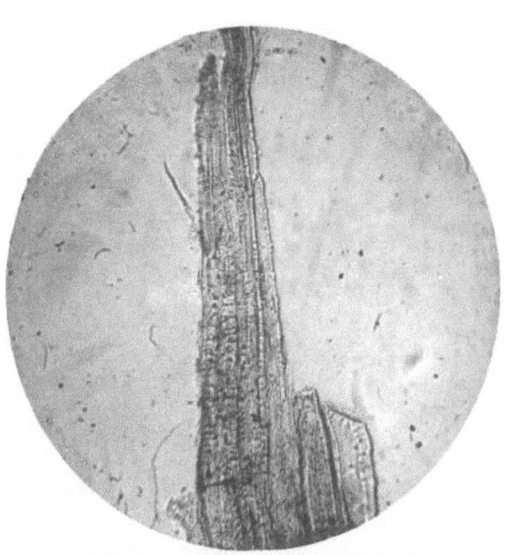

Fig. 240. Pfeffer.

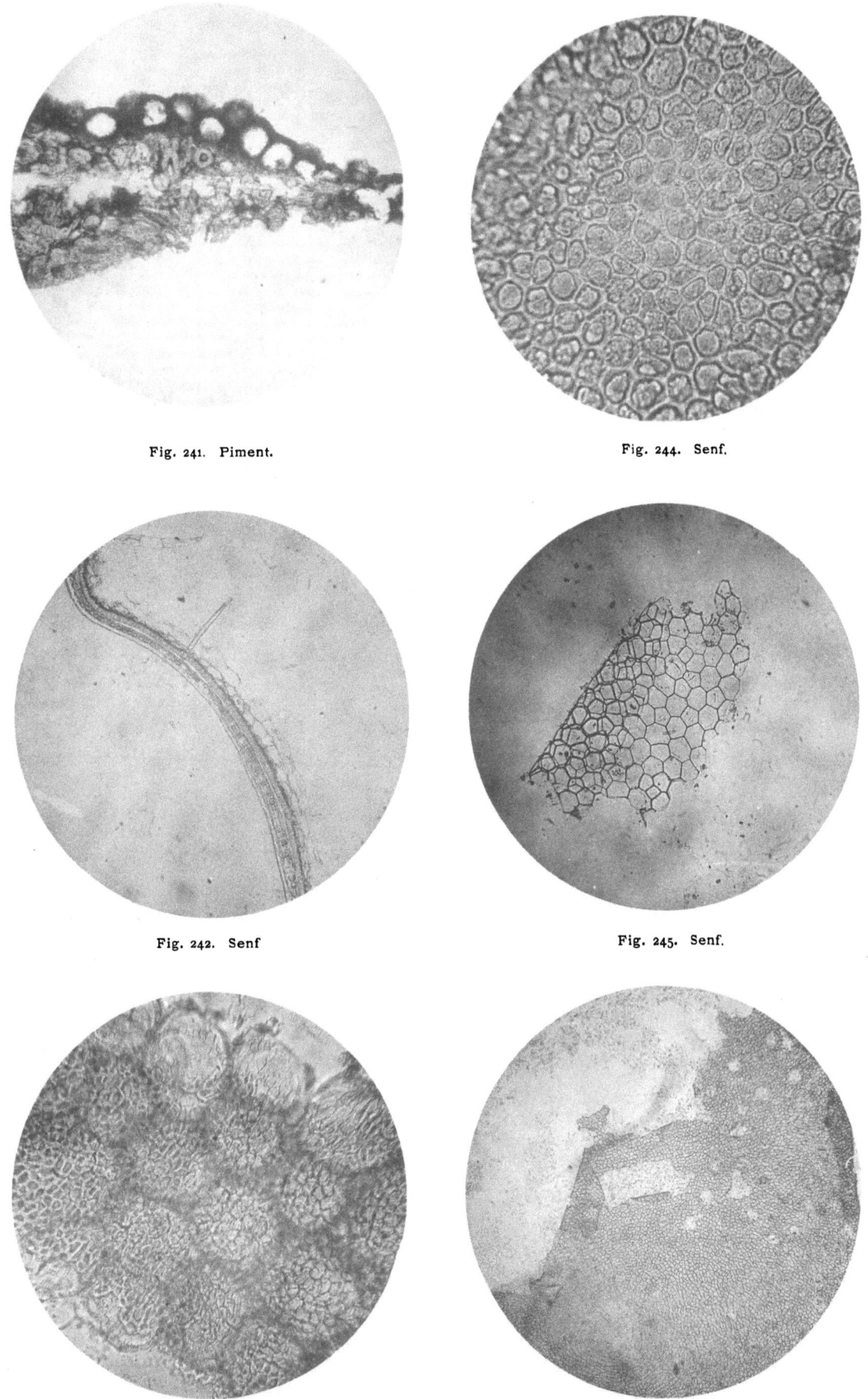

Fig. 241. Piment.

Fig. 244. Senf.

Fig. 242. Senf

Fig. 245. Senf.

Fig. 243. Senf.

Fig. 246. Succade.

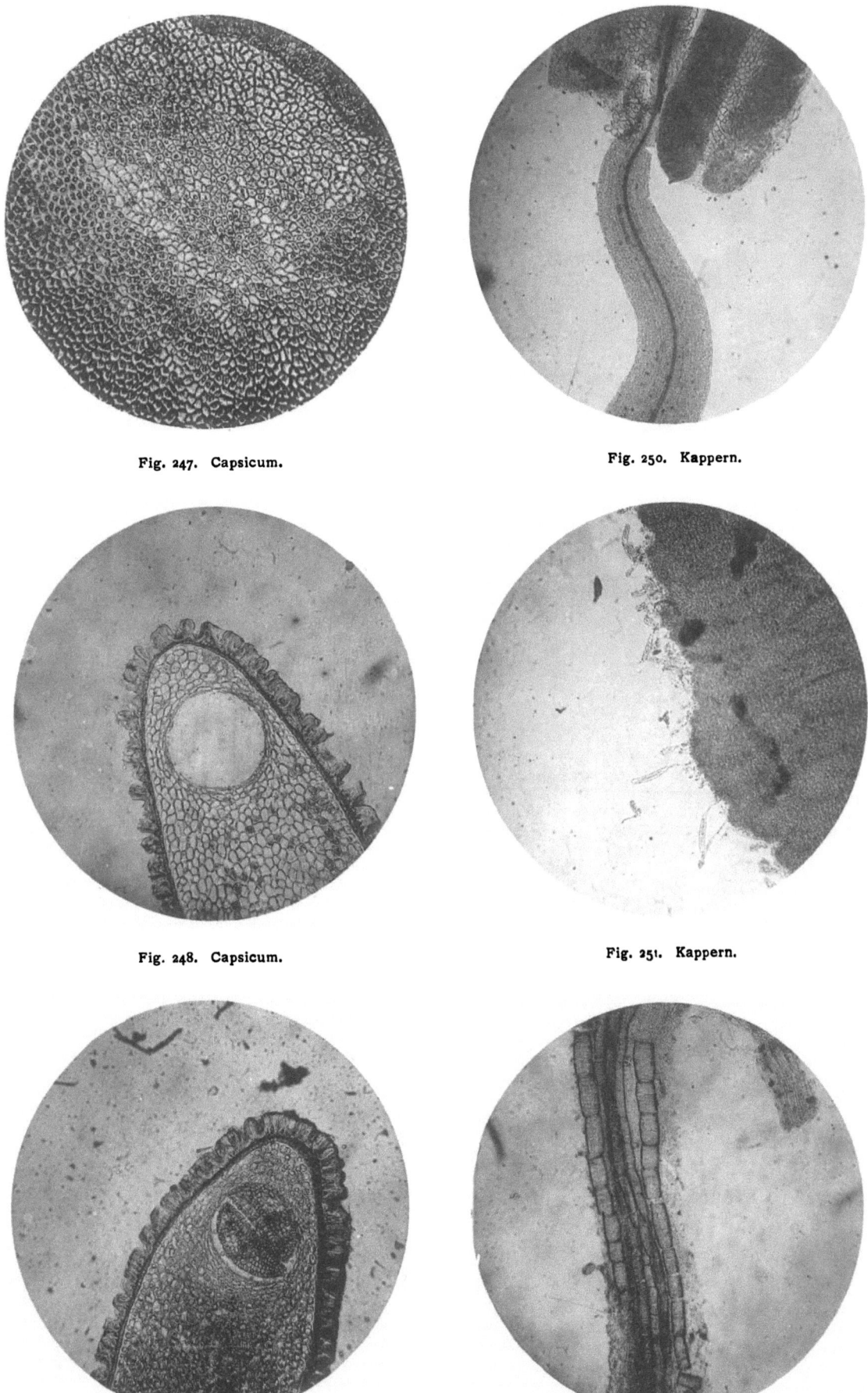

Fig. 247. Capsicum.

Fig. 250. Kappern.

Fig. 248. Capsicum.

Fig. 251. Kappern.

Fig. 249. Capsicum.

Fig. 252. Maiskolben

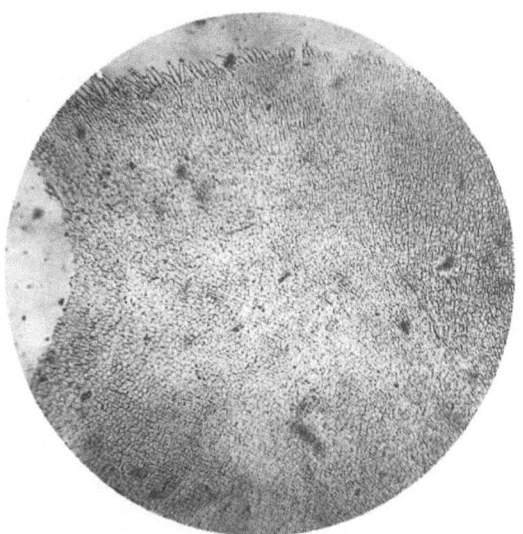

Fig. 253. Maiskolben.

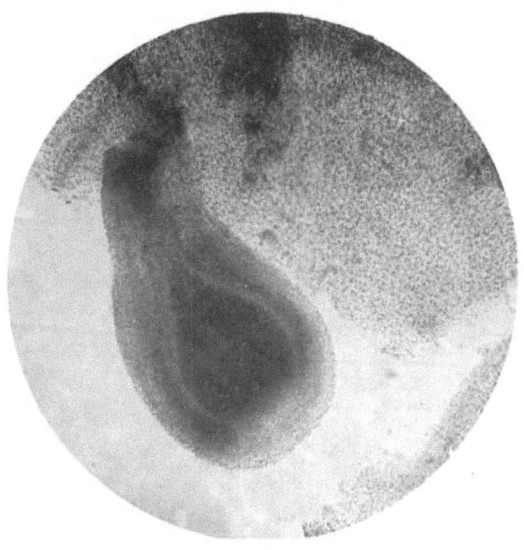

Fig. 254. Sauergurken.

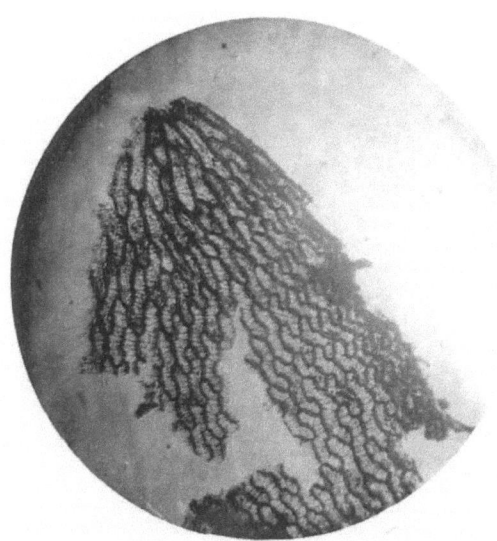

Fig. 255. Sphagnumblätter.

If you have any concerns about our products,
you can contact us on
ProductSafety@springernature.com

In case Publisher is established outside the EU,
the EU authorized representative is:
**Springer Nature Customer Service Center GmbH
Europaplatz 3, 69115 Heidelberg, Germany**

Printed by Libri Plureos GmbH
in Hamburg, Germany